女性泌尿器科専門医が教える

女性の劣化をくいとめる ちつのケア

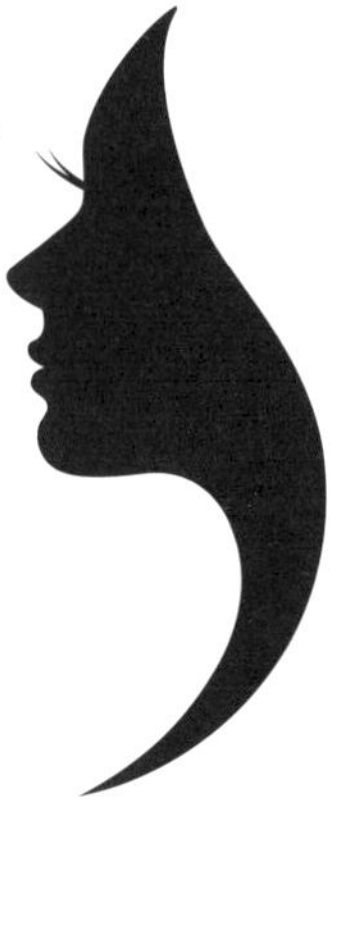

関口由紀

PHP

はじめに

ちょっと冒険的で、挑戦的な本になってしまいました。でも今必要な本ができたと思っています。

第2次世界大戦前の女性の平均寿命は50歳を下回っていました。多くの人が閉経後の人生を考えなくてもよかったのです。しかし今や、女性は100歳近くまで生きるようになりました。

それなのに、日本ではまだ、50歳以上の女性は社会的に〝女性〟と思われない時代が続いています。それは第2次世界大戦直後も、私が医師になった30年前も、そして今も、男性の感性を基準に社会がまわっているからです。例えば中高年女性向けの商品の宣伝なのに、20~30代の女性が上目使いで笑っている写真が使われていることがあります。50歳以上の女性は、〝女性〟ではないというイメージは、そここにはびこっています。女性自身でさえ、50歳を過ぎると自分はもう女性ではないと思わされている人もいます。しかし女性はいくつになっても女性です。なぜならば、〝ちつ〟をもっているからです。

現在の女性にとって50歳は、人生の折り返し点でしかありません。人によって寿命は異なりますが、10～50年もあれば、したいと思っていたことを目標にして、それを実現することが可能です。年齢にとらわれない清々《すがすが》しく美しい女性が、私のまわりにはたくさんいます。現代はだれでも、生涯、キレイにしなやかに、女性としての自分の人生を楽しむことができると私は考えています。その一助になるのが「ちつケア」です。

私の生まれてからの50年間は、とても予期不安（将来に対する漠然とした不安）が大きく、生きるのが大変な時期でした。これが女性ホルモンの分泌量とその変動に大きな原因があったのだと認識できたのは、閉経してからです。しかし女性ホルモンの変動による大きな予期不安なしには、結婚や出産・育児などの人間の〝個〟としてはどう考えても損なことを、多くの女性が自らすすんでするのは難しいと思います。言わば生物として生殖に縛られていたのです。

一方、50歳からの50年間は、女性にとって生殖を終了し、月経のトラブルから解放され、自由を謳歌できる楽しい時期です。

この楽しい時期を健康に過ごすために、まずは癌死しないために、癌検診の習慣をつけましょう。さらに脳血管障害・心臓病等を発症させる動脈硬化を進行させないために生活習慣病

（高血圧・糖尿病・脂質異常症）を予防・治療する必要があります。さらに痛みなく動ける肉体を維持するために、骨密度管理と全身の筋肉運動が必要です。

つまりエイジングケアに必要な要件とは、①血管を守る、②骨を守る、③うつ状態にならないように気をつける、④皮膚の老化を防ぐ、⑤筋肉量を維持する、⑥癌を早期に発見することです。

さらに女性のラスト30年を楽しく過ごすための、最後の重要な要件が下半身の強化です。人間の胴体の一番底は、骨盤底《こつばんてい》というプレートで支えられています。この骨盤底は、骨盤底筋群や靭帯・筋膜などで構成されていて、内臓を支えるとともに排尿や排便などの排泄の機能を担っています。骨盤底筋は全身の筋肉のうち、近年、注目度が高まってきている重要な筋肉です。

また最近は、女性器の粘膜や皮膚・皮下組織は性ホルモン低下で劣化し、陰部の違和感や尿トラブル、性交痛などが起こり、女性の生活の質をとても落とすことがわかってきました。これはＧＳＭ（閉経関連尿路生殖器症候群）と呼ばれるようになってきています。

骨盤底と膣・外陰部のセルフケアの習慣は、生理がはじまった頃から継続したほうがいい、女性の新しい常識です。この本でぜひ知識を吸収してください。

最後にこの本では、セックスに関しても少し触れていますが、女性が何歳であっても、セックスしたいと思いセックスするのも、セックスしたくないと思いセックスをしないのも、個々の女性の自由であるということを強調したいと思います。

2020年6月
女性医療クリニック・LUNAグループ理事長　女性泌尿器科医　関口由紀

本書では読みやすさを考慮し、本文では「膣」、タイトルや項目などでは「ちつ」と表記しています。

女性泌尿器科専門医が教える
女性の劣化をくいとめる　ちつのケア　もくじ

第3章 すぐに始める「ちつケア」

第1章

女性だからこそ、きちんと知りたい「ちつ」のこと

女性器をしっかり知っておきましょう

いちばん知らない身体の部分

自分のことなのでなんでもわかっていると思っている一方で、実はよく知らないのが女性器かもしれません。

女性器に痛みやかゆみの自覚症状があったら、本来は自分で見たり触ったりできます。でも実際どうなっているのか自分で確認する人は少ないかもしれません。胃痛が起こったからといって自分で胃を見ることは絶対にできません。でも、女性器は、胃と違って外性器であれば見ることも触ることもできるのです。

見たり触れたりすることに抵抗感を抱きやすい箇所であることはよくわかります。しかし、「そういえば、私の女性器、パートナーと婦人科の先生にしか見せたことがない」ということであってはなりません。自分自身がしっかり知っておきましょう。

女性器のそれぞれの役割

女性器は、女性の生殖に関わる部位です。外性器と内性器に分けられます。

外性器は見える部分です。大陰唇《だいいんしん》、小陰唇《しょういんしん》、膣前庭《ちつぜんてい》（小陰唇の内側）、クリトリス、尿道口、膣口《ちつこう》（膣に通じる穴）、会陰《えいん》（膣口と肛門の間）から成っています。

内性器は見えません。卵巣《らんそう》、卵管《らんかん》、子宮《しきゅう》、膣です。

卵巣は、脳にある下垂体《かすいたい》が出すホルモンに刺激されて卵子を成熟させ、女性ホルモンを分泌します。

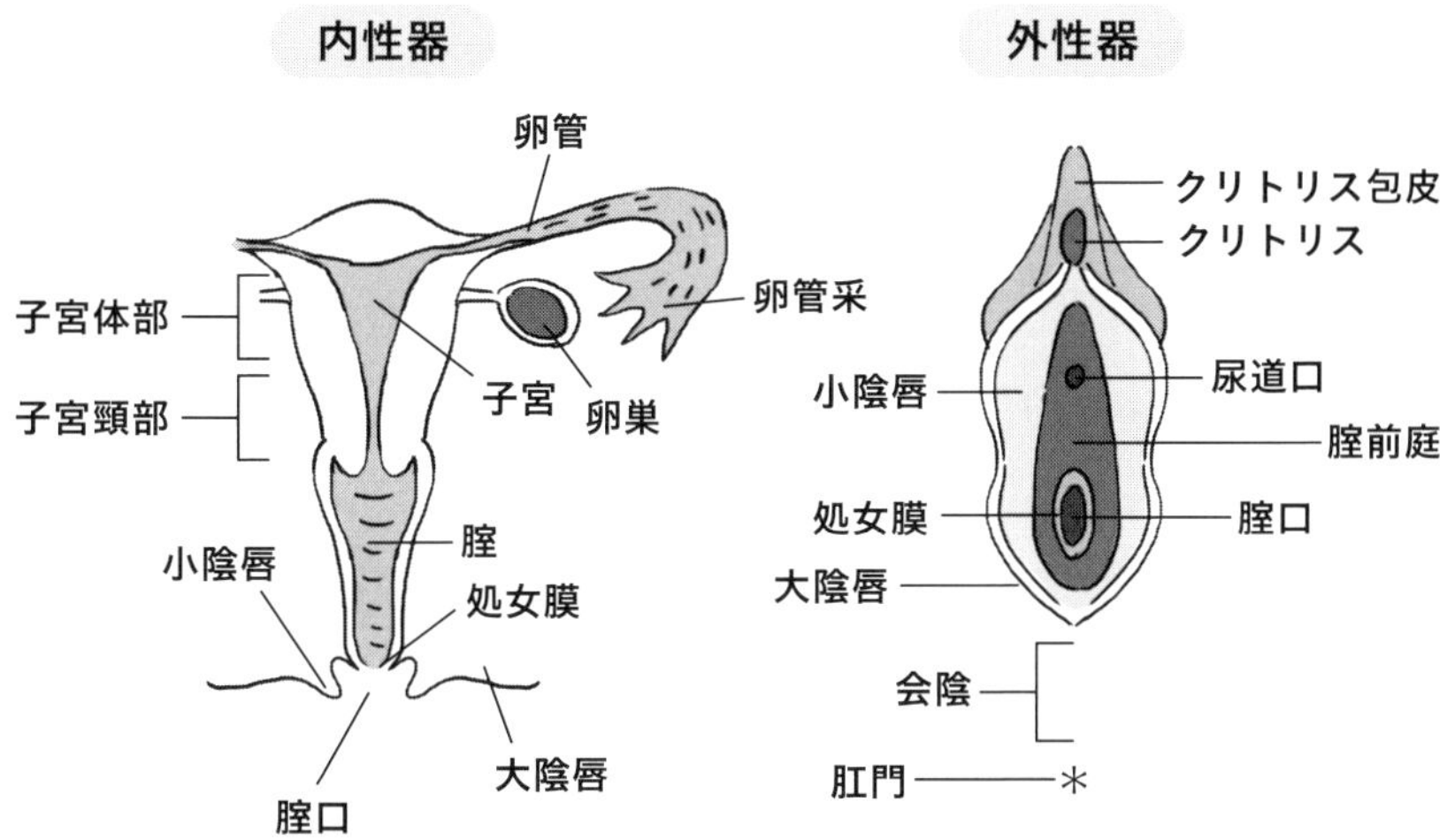

内性器
卵管
子宮体部
卵管采
子宮
卵巣
子宮頸部
膣
小陰唇
処女膜
大陰唇
膣口
外性器
クリトリス包皮
クリトリス
尿道口
小陰唇
膣前庭
処女膜
膣口
大陰唇
会陰
肛門

卵巣から腹腔内へ放出された卵子は、卵管采《らんかんさい》から卵管内に入り、卵管の中で精子と出合い受精し子宮に運ばれます。

子宮は、筋肉でできた袋状の臓器です。ふだんはニワトリの卵くらいの大きさで、内側は子宮内膜という膜におおわれています。受精卵はこの子宮に運ばれて、赤ちゃんのクッションのような役割を果たす子宮内膜に受け止められます。受精が行なわれない場合は、子宮内膜ははがれ、膣を通って体外に排出されます。これが生理（月経）です。

膣は、子宮と膣口をつなぐ筋肉でできた管のような器官です。ふだんは長さ7〜8センチ、直径2〜3センチほどですが、出産時は大きく広がり産道になります。筋肉でできている膣の内側には粘膜があります。大人になるにつれ、粘膜から粘液が分泌されるようになり、膣は常に湿った状態になっています。

健康な膣は、温かでうるおいがあり肉厚でぽってりとし、柔らかくてふわふわしています。会陰も柔らかく伸縮性に富んでいます。出産時はホルモンの影響で広がり、直径10センチもある胎児の頭が通れるようになります。

本書では、女性器のなかでも、「ちつケア」をテーマとしますので、膣についてさらに詳しくみていきましょう。

そもそも膣とは

膣の内壁はネバネバの粘膜でできています。子宮や膣自身の分泌液でいつもうるおっています。性的に興奮すると無色透明の分泌液、いわゆる愛液が出てきて、膣が「濡れた」状態になります。膣と尿道は、筋肉の壁を隔てて隣り合っています。

膣の大きな働きは通り道です。出産時、赤ちゃんが下りてくる産道。生理のときの経血の通り道にもなっています。セックスのときは、男性器のペニスを迎え入れます。また、膣には細菌が入り込むのを防ぐ自浄作用、殺菌作用のある、いわゆるおりものを分泌していて、これも膣口から排出されます。

膣に何かが入ったり出たりすると、クリトリスの脚が押し広げられて快感を得ます。クリトリスの脚の股の部分がGスポットであるとされています。このGスポットを刺激されたり、子宮口の後ろ側（いわゆるポルチオ）にペニスの先があたったりすると快感を得ることができる女性もいます。Gスポットとは、膣口から2～3センチ入った、尿道と膀胱《ぼうこう》の境目の裏あたりにあります。

膣へのペニス挿入やピストン運動でオーガズム（絶頂感）に達する女性は5～7割くらいと

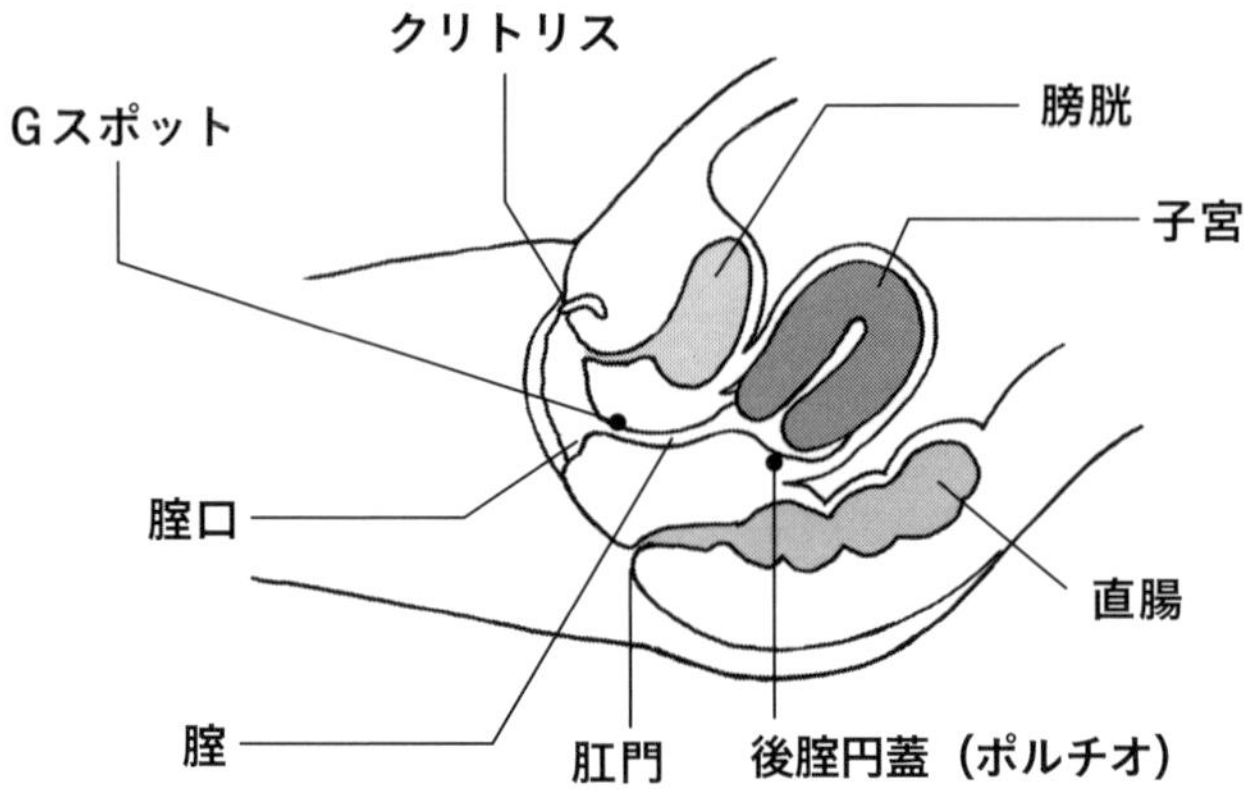

いわれています。

実は、膣は感度が鈍く、「感じにくい」器官といわれています。生理のとき、硬い棒状のタンポンを膣に挿入しても痛みを感じることなく普通に生活していますね。また、とてつもなく大きくダイナミックに伸び縮みします。指1本を締めつけることもできれば、赤ちゃんを通すこともできるのはそのためです。

女性が性的に興奮すると、膣は愛液を出すと同時に筋肉が締まります。興奮が高まると奥のほうは広がり、子宮口が下りてきます。精液が子宮内に入りやすくなり、受精の確率が高まるようになっています。

男性は、膣の内壁の温かい触感や膣口周辺や子宮頸部の摩擦感から快感を得て射精に至ります。ヒダは、精子を子宮に送り届ける助けもしています。

腟は顔と同じ？

腟は、うるおっているのが健康な状態です。腟だけでなく、腟口や会陰、尿道口、肛門も、健康なら常にしっとりとうるおっています。

ストレスや食生活の乱れ、夜ふかしなどの不摂生、あるいはホルモンバランスが乱れる授乳中や更年期、閉経前後には、外陰や腟の血流が悪くなります。血流が悪くなると、粘膜から分泌される粘液が減り、腟は乾きます。その結果、腟の粘膜が薄くなり柔らかさが失われていきます。そのままほうっておくと、腟はいよいよ乾いて硬くなります。

腟は女性の第二の顔といわれています。多くの女性が鏡を見て顔のことを気にしますが、腟も同じです。鏡に映して見てみましょう。

一人ひとり顔が違っているように、女性器にも個性があります。イラストと同じでなくても心配はいりません。

腟も顔と同じように、年齢とともに乾燥したり、たるんだり、シワができたりします。また、年齢の問題だけでなく、セックスをしていないと早い時期から乾燥したり硬くなったりたるんだりしてしまいます。セックスは、いわば腟をマッサージしているようなもの。顔のお手入れにマッサージを取り入れるように、膣にもマッサージが必要です。膣の健康のために、月に数度のセックスは理想的です。マッサージ効果によって、血流がよくなり乾きも改善されます。

とはいえ、セックスだけが膣の健康を維持する方法ではありません。セックスは、好きな人と好きなときだけにしてください。

健康的な外性器

ふっくらとしてハリがある

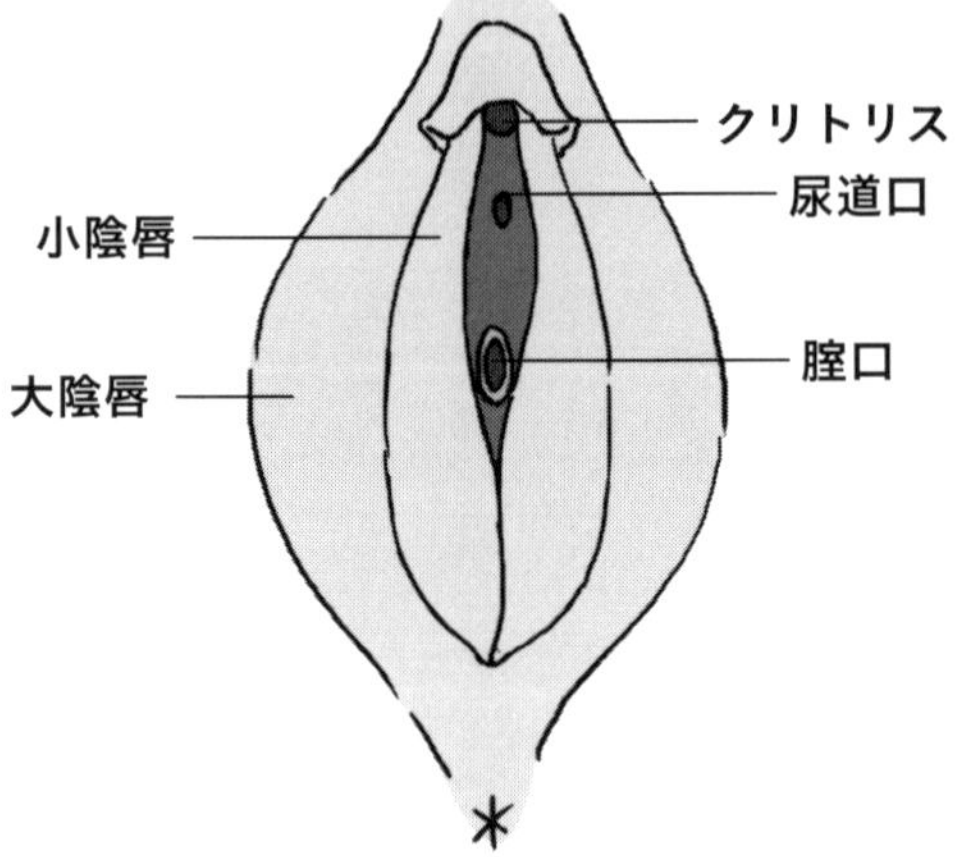

衰えが見られる外性器

ハリがなく萎縮している

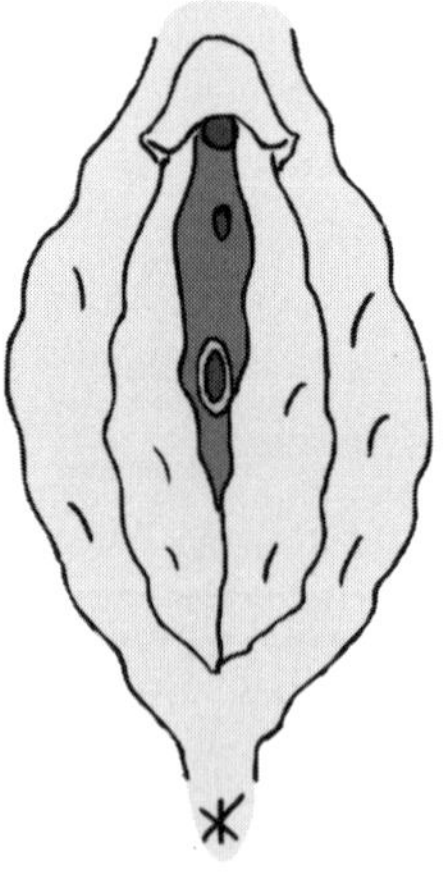

腟の締まりとうるおい

一度でも出産をした女性の腟は、多かれ少なかれゆるみます。ある程度は戻りますが、決して産む前の状態には戻りません。

「腟がよく締まる」と男性に感じさせるには、腟内のしっとり感と腟口の締めつけパワーが肝心です。腟口をキュッと締める恥骨尾骨筋《ちこつびこつきん》は骨盤底筋群の主要な筋肉で、出産をくりかえすたびに少しずつ傷みます。ケアしないと腟口は、さらに加齢の影響もあって少しずつゆるんでしまいます。

出産をしていなくても、運動不足、栄養不足が腟の締まりに関係しています。長時間のデスクワークやダイエットなどで、現代の女性は、年齢を問わず筋肉が細くなりやすい状況になっています。腟のまわりはほとんどが筋肉なので、運動不足や栄養不足で、締まりが弱くなりがちです。

腟がゆるんできたことは、お風呂でもわかります。湯船につかって立ち上がったとき、腟からタラタラと湯が出てくるとか、湯上がりにタオルで身体を拭いていると、腟からジワッと湯がしみ出て床が濡れるなどの経験がある場合は、かなり重症な状態である可能性が高くなります。

膣の締まりは、膣まわりの筋肉を鍛えることで保たれます。第3章のトレーニングには、日ごろの生活シーンのなかで行なえるものもあるので、気楽にチャレンジしてみてください。

さらに、膣はゆるみ以外に、加齢とともにうるおいがなくなっていきます。膣は顔と同じと述べましたが、乾燥したり、たるんだり、シワができたりします。

膣だけでなく女性器というのは、健康ならしっとりとうるおっているものです。ですから、女性器が乾燥したり、硬くなったり、たるんだりと健康な状態でなくなると、なんと身体全体、さらには精神にも影響が出てきます。

よくいわれるのが、女性器が硬くなると、頭も硬くなるということ。記憶力は衰え、精神的に不安定になり、不定愁訴《ふていしゅうそ》やイライラにつながります。

驚かれるかもしれませんが、女性の心身に重要なのは、膣の柔軟性とうるおいだと私は考えます。膣の柔軟性とうるおいを保っていくことこそ、美しく健康でいられる鍵なのです。

きちんと膣と向き合う

膣が健康であることは、女性の健康そのものに大きな影響をもたらします。

膣は、心臓や腸や胃などと同じ平滑筋《へいかつきん》でできています。自分で心臓を動かせないのと同じように、膣そのものを自分の意思で締めることはできません。尿道もそうです。

膣のまわりには骨盤の底を下支えし排泄の機能をつかさどる骨盤底筋群があります。膣はこの骨盤底筋群が動くことで圧迫され締まります。

月に数度セックスをするといいといいましたが、健康や美容のためとお務めのようにするのでは楽しくありません。自分がオーガズムを感じ、その結果がよく締まりペニスを締めつけ、パートナーにもより喜んでもらえる素敵な時間を過ごしましょう。結果、心身ともに健康で美しくなっていくのです。

膣が健康に保たれるためには、女性器全般のお手入れが欠かせません。またトレーニングもおすすめです。第3章で詳しくお話しします。

骨盤底筋を鍛えよう

女性にとって大切な筋肉

膣まわりには骨盤底筋という筋肉群があります。その名の通り、骨盤の底にあります。膣の伸縮は、骨盤底筋によって引き起こされています。

骨盤底筋は体幹のインナーマッスル（深層にある筋肉）のひとつで、見ることができないため、あまり意識されることのない筋肉です。しかし、衰えると尿もれ、頻尿、便秘、下腹ぽっこり、肩こり、腰痛など、全身の不調の原因となります。

毎日の排泄や毎月の生理といった重要な営みで活躍しているのですが、ほとんどの人が、その仕組みを知らないと思います。

骨盤底筋は女性の健康を支えている大切な筋肉群です。まずは骨盤の底には大切な筋肉が集積していることをよく知っておいてください。

骨盤や内臓を支える「縁の下の力持ち」

私たちの身体は骨盤を受け皿にして、その中に膀胱や子宮、腸を収めています。骨盤には底の骨がありません。骨盤の底を下からハンモックのように支えてふたの役目をしているのが骨盤底です。恥骨と尾骨の間に広がるひし形のプレートで骨盤底筋（群）、靭帯、筋膜などでできています。自転車のサドルにあたる部分とイメージしていただくといいかと思います。立っていても内臓が下がらずきちんと機能できるのは、骨盤底が支えてくれているおかげです。

骨盤底は、尿道や膣、肛門をとりまいています。排尿を途中で止めたり、おならや大便をがまんできたりするのは、骨盤底を構成する骨盤底筋がキュッと締まるからです。

骨盤底筋が柔軟であれば自由自在に伸び縮みして、尿道や膣、肛門をうまくコントロールすることができます。

女性は膣や外性器のデリケートゾーンのケアに加え、骨盤底筋を鍛えていくことでも、健康と美しさを維持できるのです。

骨盤底筋の位置

横から見ると……

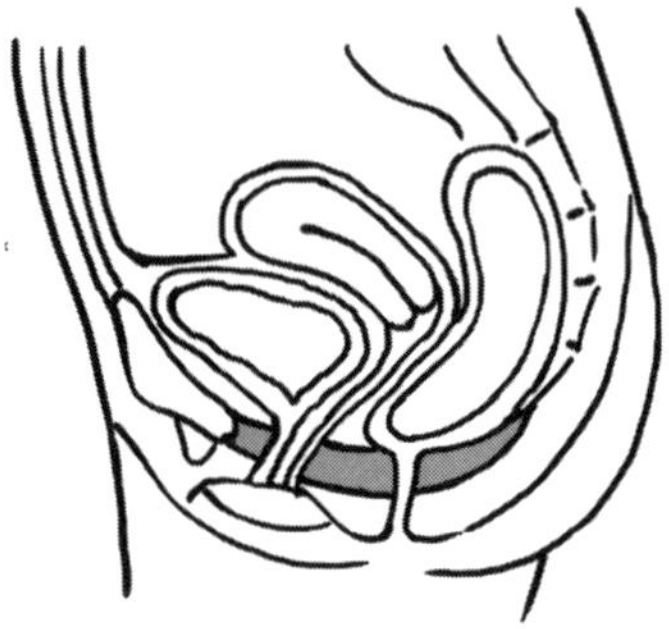

尿道・膣・肛門をとりまき、下支えしているのが骨盤底。骨盤底を構成する骨盤底筋（群）と筋膜、靭帯が連動することで排泄機能をサポートしている。

下から見ると……

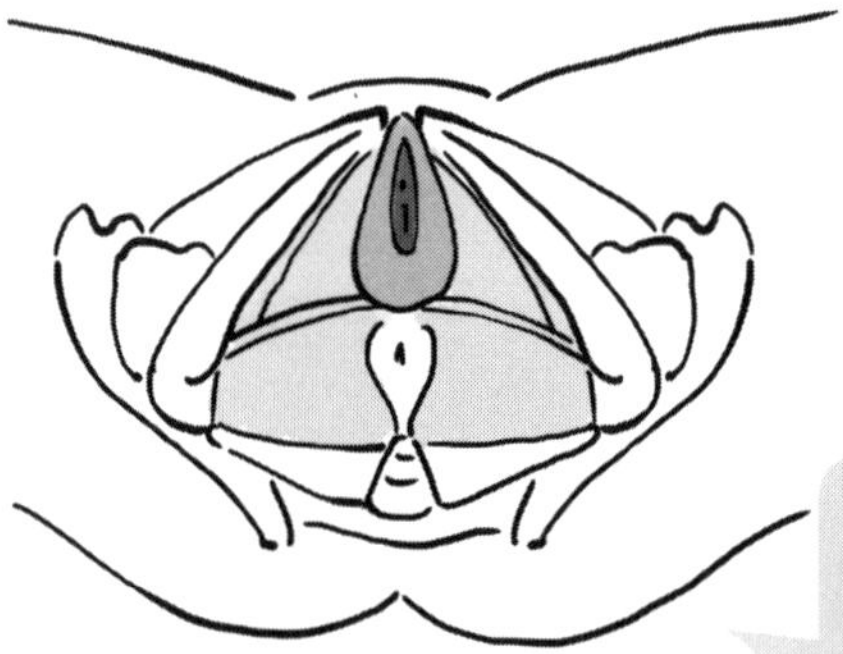

骨盤底は複数の骨盤底筋（群）により、骨盤のまさに底の部分をおおうように張り巡らされ、体の中の臓器を支えている。直立歩行である人類は骨盤底にかかる負担が大きい。

医療はもちろん、介護、美容分野でも注目度アップ

骨盤底筋は、直立歩行や膣からのお産でダメージを受けやすいうえ、何もしないと年齢とともに衰えて、ゆるみやすくなります。衰えの第一歩は頻尿や便秘です。

放置しておくと、伸びきったままの筋肉は縮み硬くなってしまいます。運動をしないと身体が硬くなっていくのと同じです。とはいえ、骨盤底筋は鍛えると蘇ります。今まで存在を意識したことがなかった人も、これを機会に鍛えましょう。骨盤底筋が本来の機能を取り戻し、膣の調子も整い、不調のない毎日を手に入れることができるはずです。

昨今、フィットネスやピラティス、ヨガ教室でも、骨盤底筋を鍛えるメニューが増えています。このことからも、骨盤底筋への注目度の高さがわかると思います。

膣は顔と同じといいましたが、骨盤底筋の衰えは膣の締まりを弱くするばかりでなく、女性器全体の弾力やハリにも影響があります。

女性ホルモンの働きを知ろう

女性ホルモンとは

加齢とともに、それまで感じたことのなかったさまざまな問題が起きてくるものです。原因はもちろんいろいろありますが、女性ホルモンの分泌とも関係しています。

女性ホルモンとは卵巣から分泌されるホルモンで、エストロゲン（卵胞ホルモン）とプロゲステロン（黄体ホルモン）の2種類があります。女性ホルモンの大きな働きは毎月のリズムをつくり、妊娠や出産の環境を整えることにあります。また、肌や髪のハリやうるおいを保ち、動脈硬化や骨粗鬆症《こつそしょうしょう》を防ぐなどの働きもあります。

一方で、新しい生命を育む母体を守るため、排卵後はむくみや便秘などが起こり、活発に動けなくなるようなこともあります。月経周期による体調の変化はそのあらわれです。女性の身体は、女性ホルモンによって制御されてもいるのです。大切なのは、年齢や状態に応じたバランスのよい分泌です。

女性ホルモンの主な働き

２つの女性ホルモンはバランスを取り合って機能しています。健康や美しさを維持するといわれるエストロゲンには、乳癌や子宮体癌のリスクを高める作用もあるとされています。ホルモン補充を行なう時は、プロゲステロンを合わせて補充することで、エストロゲンの悪い作用をおさえます。

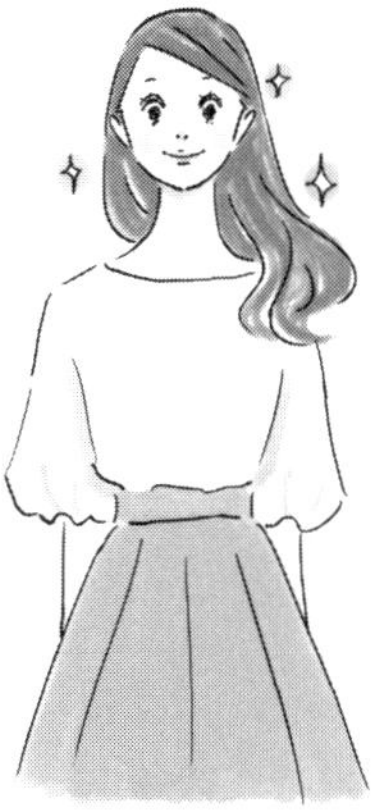

エストロゲン（卵胞ホルモン）

- 女性らしい丸みをおびた身体をつくる
- 子宮内膜を厚くする
- 子宮頸管の分泌液を増やす
- コラーゲンの生成を助け、肌や髪のハリやうるおいを保つ
- 骨密度を保つ
- 代謝を促進する
- コレステロールを調節して動脈硬化を防ぐ
- 精神状態を安定させる
- 脳を活性化して記憶力や集中力の低下を防ぐ

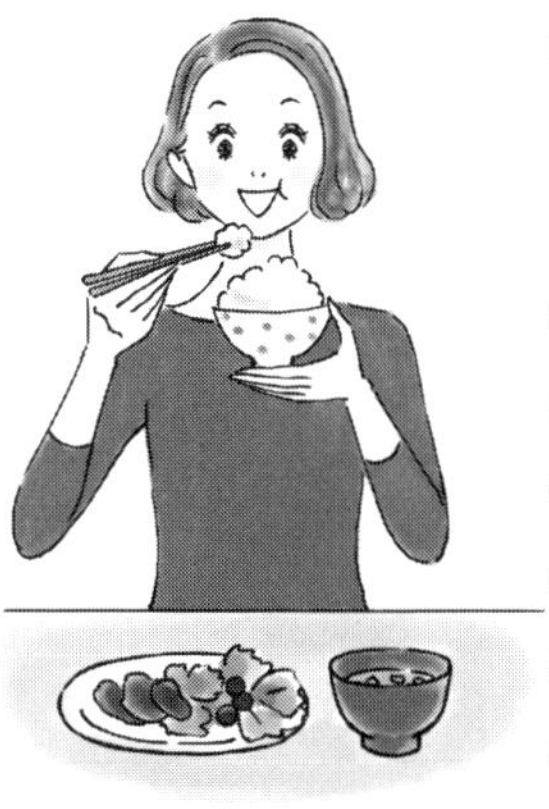

プロゲステロン（黄体ホルモン）

- 基礎体温を上昇させる
- 受精卵の着床のために子宮内膜を整える
- 妊娠の継続を助ける
- 乳腺を発達させる
- 食欲を増進させる
- 体内の水分を保つ

女性ホルモンの変化

女性ホルモンの分泌量は年齢とともに大きく変化し、女性の成熟に深く関わっています。分泌が高まるのは10～18歳で、身体が女性らしく変化していきます。いわゆる思春期です。ホルモンの変化により、心も不安定になりがちな時期となります。この後45歳ころまで、女性ホルモンの分泌量は安定し、性成熟期といわれます。女性として充実した時期です。

分泌量のピークは20代後半～30代前半で、その後は徐々に低下していきます。30代後半になると、肌の乾燥が気になってきたり疲れがとれなかったりするという不調があらわれはじめます。閉経前後の45～55歳には、急激に女性ホルモンの分泌量が減少します。その激変のため、日常生活に支障が出るほどの不調におそわれる人もいます。これがいわゆる更年期障害です。しかし、これはこの時期だけのこと。低女性ホルモン状態に身体が慣れてくると、ひどい不調は改善していきます。

この時期の肌や髪の乾燥も、うるおいを守ってくれるエストロゲンの減少のせいです。

女性ホルモンはどれくらい減少する？

肌や髪の乾燥はエストロゲンの減少が原因といいましたが、実は膣の乾燥も、また膣の萎縮も、このホルモン作用の衰えが原因になっています。根本的な対策は、女性ホルモンの分泌量を少しでも多く保つことになります。

周期によって差がありますが、閉経前のエストロゲンは100pg／mL以上あり、30歳半ばころからだんだん減少し、閉経後は通常、15〜30pg／mL以下まで減少します。人によっては、測定不能となる10pg／mL以下になることもあります。

年をとっても15〜30pg／mLを保つ女性と測定不能まで低下した女性では、心身の健康度合いも見た目の若さも、かなり違ってきます。

この違いはだいたい遺伝で決まっていることがわかってきています。大豆などを食べているだけで15〜30pg／mLを維持できる人がいる一方、なんらかの治療をしないとどんどん減少してしまう人がいます。

エストロゲンの分泌量は、女性外来や婦人科での血液検査で調べることができます。

加齢とエストロゲン量の変化

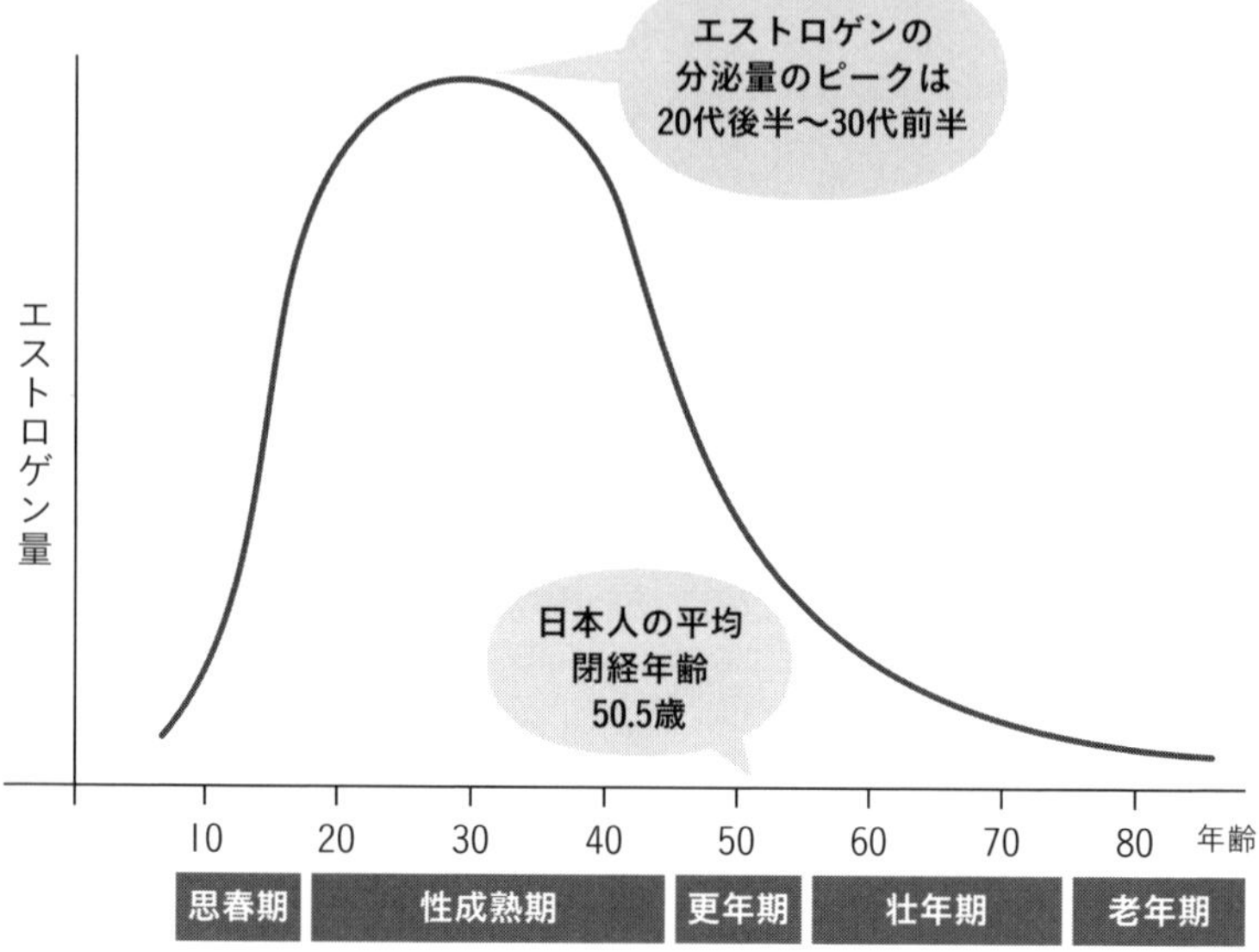
エストロゲンの
分泌量のピークは
20代後半〜30代前半
エストロゲン量
日本人の平均
閉経年齢
50.5歳
10
20
30
40
50
60
70
80
年齢
思春期
性成熟期
更年期
壮年期
老年期

10〜18歳
思春期

月経が始まり、子宮や卵巣が成熟してくる。エストロゲンの分泌量も増えるが不安定。体つきも女性らしく。

18〜45歳
性成熟期

エストロゲン分泌量が多くなり安定してくる。妊娠・出産に適している時期でもある反面、月経トラブルや子宮の病気に注意が必要。

45〜55歳
更年期

卵巣機能が低下し、エストロゲンの分泌量が急激に減少するため、のぼせ、疲労感、イライラなどの更年期障害に悩まされることも。

55〜75歳
壮年期

少ないエストロゲンの状態に慣れ、体調もよくなる。ただ、高血圧・糖尿病などの生活習慣病のリスクが上がるため注意が必要。

75歳〜
老年期

これまでの運動習慣や食生活などの生活習慣から健康状態の個人差が大きく現れる。骨粗鬆症などのリスクも高くなる。

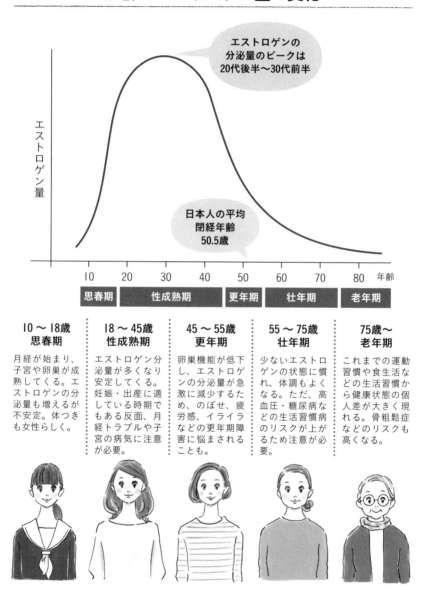

更年期障害

更年期に訪れる生活環境の変化

閉経前後の約10年間を更年期といいます。45〜55歳ごろとされています。

更年期の大きな特徴のひとつは、女性ホルモンの分泌量の急激な減少により心身ともに不安定になることです。

また、生活環境にも変化があらわれやすい時期です。それまでにぎやかに過ごしていたわが家から、子どもが独立して夫婦2人きりになる。親の介護で出かけにくくなる、あるいは施設に日参するなどということもあるかもしれません。職場では重要なポストについて、緊張感が高まっている可能性もあります。

こうした生活面での物理的な変化も心身の疲労を招き、さまざまな不調にみまわれ不安が募りやすい時期です。

更年期にあらわれる主な症状

元気なつもりが、おや？　と思うことが出てくるのが更年期です。

以下に、更年期にあらわれる主な症状をまとめましたので、参考にしてください。これまで自分では気づかなかったけれど、思いあたることがあるかもしれません。それは決して落ち込むようなことではありません。自分を知ることは大切です。

症状がきつい場合は、年のせいだからとがまんせず、婦人科や更年期外来などを受診しましょう。

心の不調

- 不眠
- 情緒不安定（イライラ・気分の落ち込み）
- 気力の低下
- 集中力の低下
- 記憶力の低下

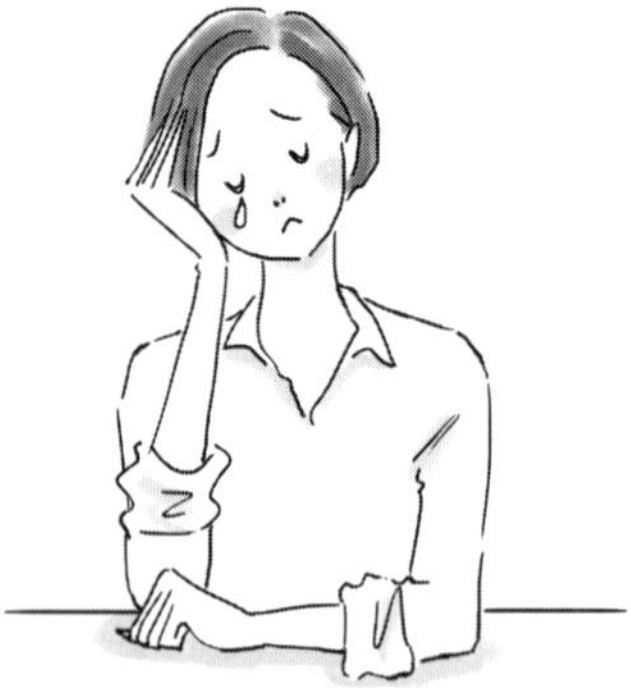

体の不調

- 月経周期の乱れ・不正出血
- ホットフラッシュ（のぼせ・ほてり・多汗）
- 冷え
- 倦怠感
- 動悸・息切れ
- めまい・耳鳴り
- 血圧の変化
- 肩こり・関節痛・筋肉痛
- 肌の乾燥・シミ・シワ
- 抜け毛
- 頻尿・尿もれ
- 腟まわりのかゆみ・性交痛
- 肥満

GSMかもしれません

なかでも、以下3つの不調はありませんか？

①膣まわりのかゆみや不快感
②排尿トラブル
③性交痛

どれかひとつでもあてはまるとすれば、GSM（閉経関連尿路生殖器症候群）かもしれません。閉経を迎える45〜55歳以上の女性の2人に1人がかかるといわれています。つい最近までたいしたことない症状とあつかわれていましたが、今は中高年女性の生活の質を落とす重大な病気と認識されるようになりました。

①膣まわりのかゆみや不快感

外陰部全体のかゆみや、灼熱感が生じます。指で軽く引っぱっても包皮がむけなくなる「クリトリス包茎」もＧＳＭのサイン。

小陰唇が萎縮し、肛門側が短くなるのも特徴です。膣の入口が乾燥したり、赤くなったりしているのもＧＳＭと考えられます。大陰唇はふっくらとした厚みやハリが失われ萎縮します。色が変わっていることもあります。

②　排尿トラブル

若いころは尿道口は縦に締まっています。これが丸く開いていたり、赤い粘膜がのぞいているとすればＧＳＭと考えられます。

尿道口がこのように変化すると、尿もれ、頻尿、尿意切迫感、排尿困難感、再発性膀胱炎が起こりやすくなります。

③　性交痛

問題なくできていたセックスなのに、痛いなぁ、と感じはじめたら要注意。

人さし指の第2関節まで膣に入れて膣壁の状態を確かめてみましょう。膣入口付近が硬く、触れると痛いという場合はＧＳＭのサインです。

骨盤底筋の衰えがもたらす影響

骨盤底筋がゆるんだり、縮んで硬くなってしまうと、まず骨盤底というプレートがゆがみます。そうすると骨盤の中に収まっている子宮や膀胱、腸が不安定になり、全体的に臓器が下がります。

骨盤底が傷むと、協調して体幹を支えるインナーマッスル（腹横筋《ふくおうきん》、多裂筋《たれつきん》、横隔膜《おうかくまく》）の機能も衰えていき、下腹部がぽっこりとした体型になってしまいます。また血液やリンパの流れも悪くなり新陳代謝が低下して、冷えやむくみ、便秘、痩せにくくなるなどの症状が出ます。

生理も排尿や排便と同じ排泄なので、生理痛や月経困難症などを起こしやすくなり、血流の悪化が卵巣機能にも影響を与え、皮下組織や筋肉の老化が進み、ますます筋力が弱まり骨盤底筋がさらに衰える、という悪循環に陥ります。

膀胱も不安定になり頻尿に悩まされたり、くしゃみなど力が入った瞬間に尿もれを起こすこともあります。

下腹ぽっこりの原因のくりかえしになりますが、骨盤底筋はほかの筋肉と連動しているので、骨盤底筋が衰えれば、つながっている腹横筋や多裂筋のパワーも一緒に弱まってしまいま

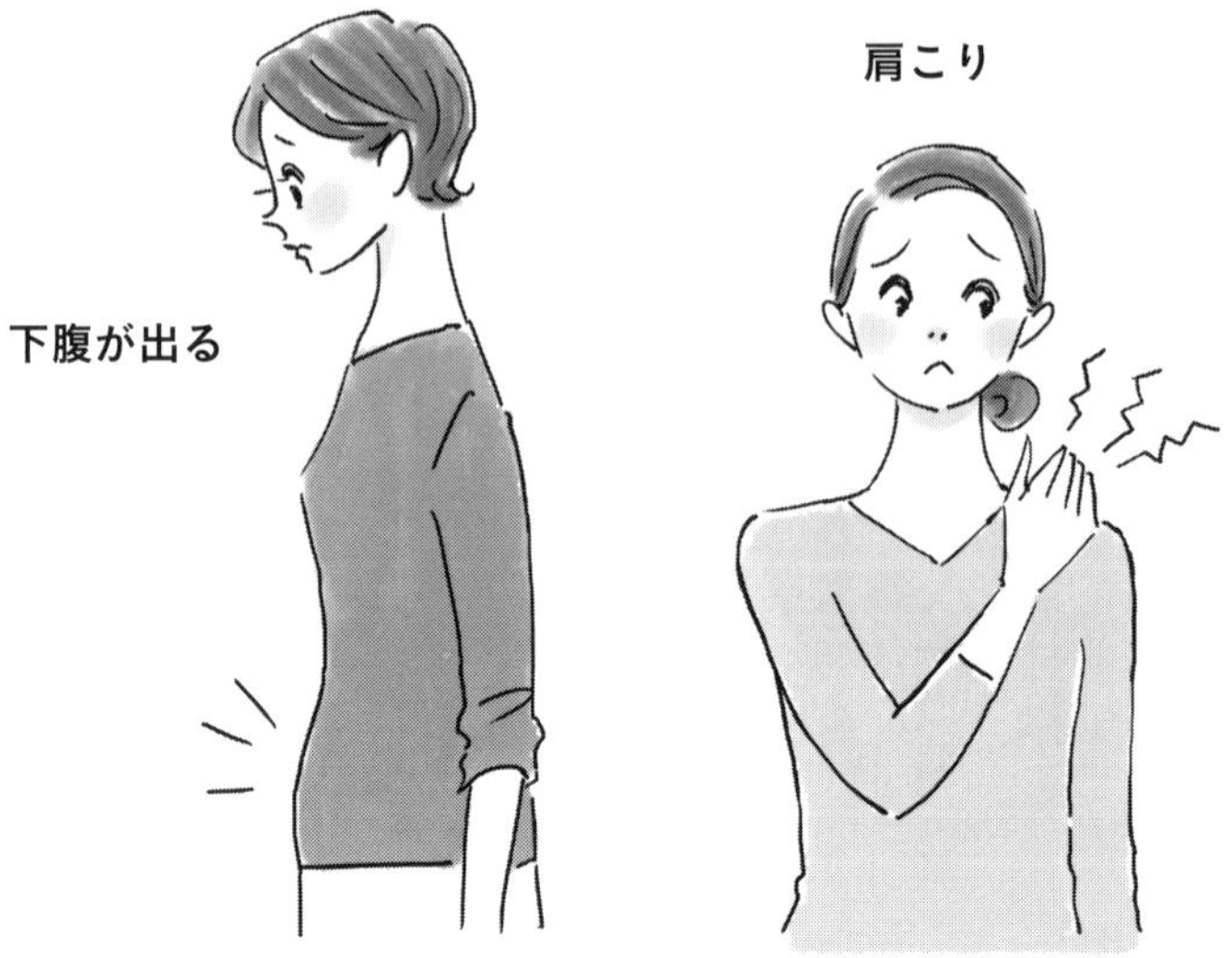

す。これらの筋肉は姿勢を維持し、体幹を安定させ、動きを円滑にしているので、影響は全身におよびます。

骨を支える筋肉が弱まると、ねこ背やストレートネックになります。背骨がゆがめば、背骨の中を通っている太い神経が圧迫され、しびれや痛みが生じ、関節痛や腰痛、肩こり、頭痛などが引き起こされます。

表層筋とのバランスも悪くなり、運動能力が下がって老化が加速します。階段の上り下りがつらくなったり、段差でつまずきやすくなったりするなど、身体が急速に衰え、老いを感じるシーンが増えることでしょう。

これらはすべて本書での大切なテーマ、膣の劣化の原因でもあり、結果でもあるのです。

いつまでも感じる心身でいましょう

女性の性欲は死ぬまで!?

有名な話があります。「江戸時代、大岡越前が老いた母に女性はいくつまで性欲があるのか聞いたそうな。母親は答えず、火鉢の灰をかき混ぜた」。このことから、女性の性欲は灰になるまで、つまり死ぬまでという解釈が生まれたのだそうです。

これは、医学的にも説明できます。

性欲や闘争心をつかさどるのは、バイタルエナジーを有する男性ホルモンです。男性の場合は、18～30歳ぐらいがピークで、30歳を超えると減っていきます。もちろん、個人差はありますが、男性の多くは中年を過ぎると性欲やセックスの勢いは下降線をたどり、性格も温和になっていきます。しかし、高齢になっても半分以上の人で性的意欲が維持されるのは、女性より男性ホルモンが5～10倍高い男性の特徴です。

一方女性は、年とともに女性ホルモンは減少しますが、男性ホルモンの分泌量は変わりません。女性ホルモンが低下した分、相対的に男性ホルモンの影響が増すという専門家もいます。つまり女性は閉経を境に、男性ホルモンの影響が強く出るようになり、性欲が強くなっていく人がいるのです。一方、まったく性欲がわかず、セックスしたくなくなる人もいます。以前はパートナーに求められるとセックスを断れなかったのに、はっきり断れるようになる女性もいます。セックスに対する態度がどうであるかにかかわらず「デリケートゾーンケア」と「骨盤トレーニング」を続ければ楽しい人生が送れます。

実は、ここだけの話、男性は7割、女性でも3割は複数のセックスパートナーがいることを望む人がいるという研究があります。つまり女性は50歳を過ぎて、生殖の役割を終了したら、パートナーを替えてセックスを楽しんでもいいのではないかと考える女性もいるわけです。50歳くらいになると、「夫とはマンネリもはなはだしく、手をつなぐこともない毎日。ときめきがなくてつまらないわ」と感じる女性がいても、決っして不思議ではありません。セックスから卒業して、他のことで人生を楽しむ女性が多い一方で、夫とは別れ、新しいパートナーを見つけセックスを楽しむ。その人と飽きてしまったら、また次の人。

医学的には、こういう女性がいてもよいと思います。

でも、人は社会生活を営み、規範があります。成熟した大人の国なら可能かもしれませんが、今の日本では現実的ではありません。

ただ、そんな生き方は、女性を美しくするばかりでなく、健康でいることにもつながるということだけは間違いないと思います。

もちろん、推奨しているわけではありませんよ。女性の身体の神秘です。

膣をウォッチング

膣がどうなっているのか、鏡に映して見てみましょう。ここでは単に眺めるだけではなく、じっくりと観察します。体育座りが観察しやすいと思います。手を洗ってから指で外陰部をそっと広げてみてください。

肌の色や目鼻の形が一人ひとり違うように、女性器の色や形、大きさも十人十色です。膣の位置も「上つき」「下つき」という言葉があるように、みな違っています。また膣口から子宮口に向かう膣の角度も長さもさまざまです。

膣はどのあたりにありますか？　小陰唇の形や大きさはかわいい感じですか？　クリトリスの包皮はむけますか？

腟を観察してみましょう

観察しやすい体勢

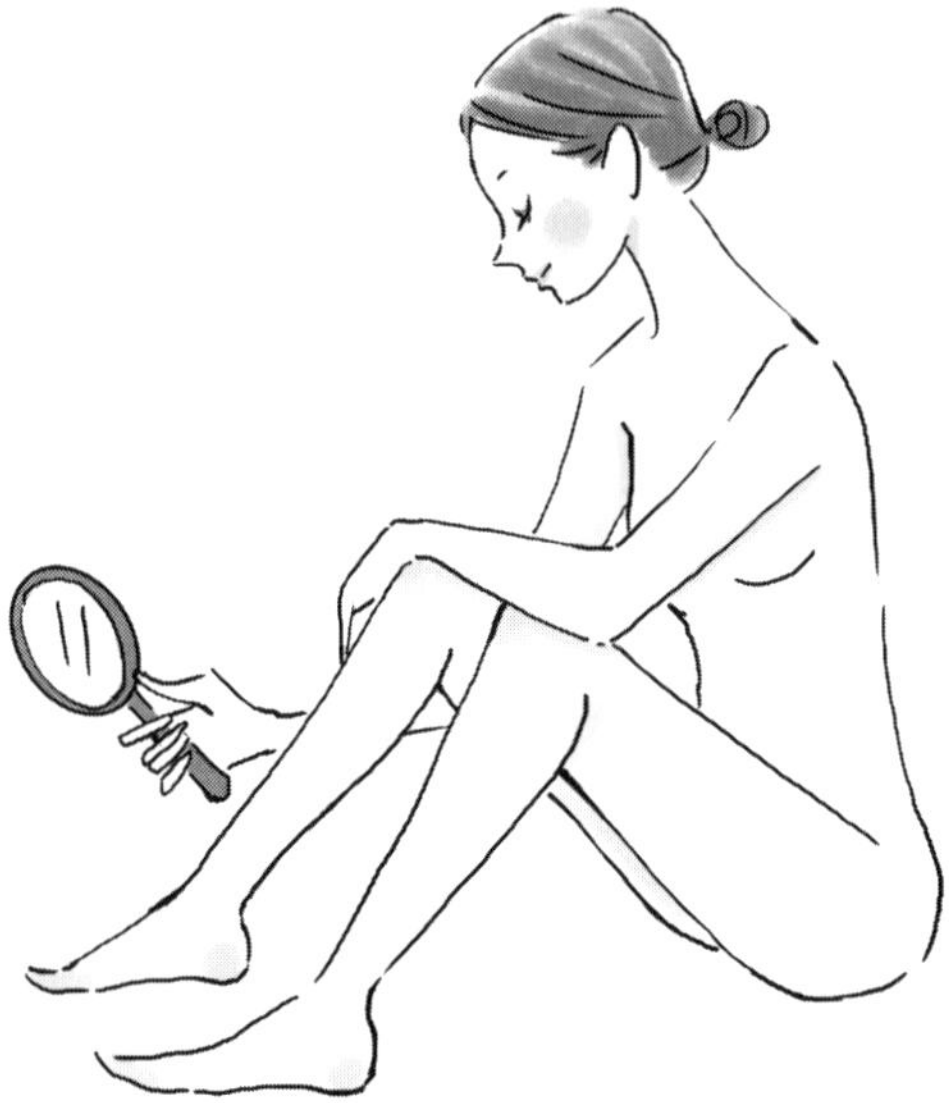

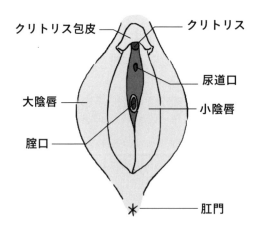

鏡を用意して体育座り。
身体をリラックスさせて
両足を広げます。

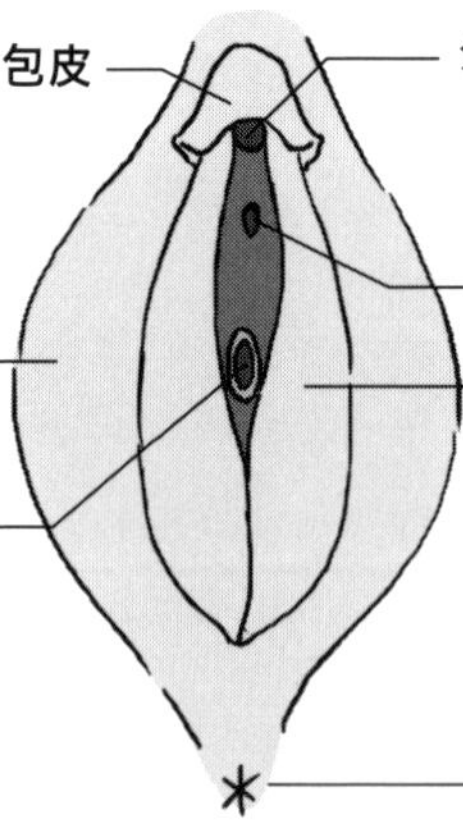
クリトリス包皮
クリトリス
尿道口
大陰唇
小陰唇
腟口
肛門

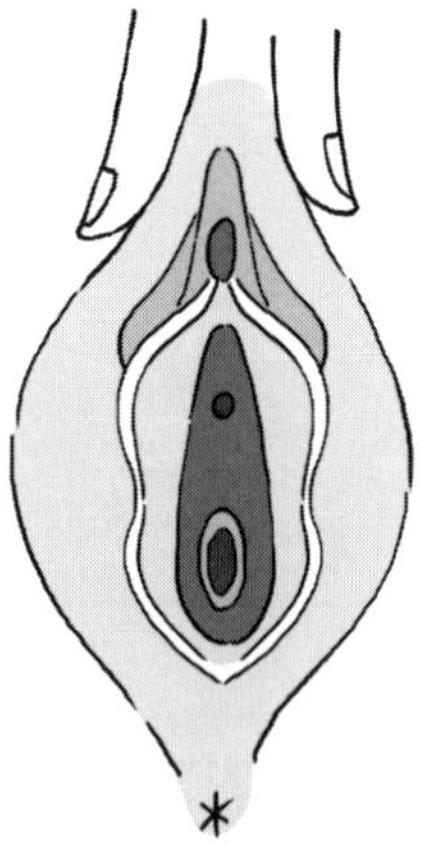

指で小陰部をそっと
広げてみましょう。

膣の自己内診をしてみる

よく観察したら、次は膣に指を入れて自己内診をしてみます。爪はきちんと切っておきます。

自分の膣の中はどうなっていますか？　どんな触り心地がしますか？　どのように動き収縮しますか？　自分の膣を体感するインナートリップの始まりです。

通常、膣とは、入口の膣口から子宮口までの管の部分をさしています。長さは7～8センチ前後で人によって違います。人さし指をゆっくり入れて長さや感触を確かめてみましょう。

このあたりは筋肉のかたまりです。膣も子宮も伸び縮みします。3キロ前後もある胎児をお腹に抱えられるのも、胎児が膣を通って産声を上げられるのも、膣や子宮の伸縮性のおかげです。

膣に入れた人さし指を締めつけてみましょう。どうですか？　締めつけられましたか？　うまくいかなくても大丈夫。後述の「デリケートゾーンケア」と「骨盤トレーニング」で膣圧も上がっていきます。

ここでは自分の膣をよく知っておくことが大切です。

性的興奮を感じはじめる

さて、次のステップです。

体育座りかベッドにあおむけに寝た状態で、自分の指を腟に挿入します。ローションを塗ると挿入しやすくなります。人さし指だけでも、中指とそろえて２本でも大丈夫です。

排尿を止めようとすると、尿道口から肛門にかけての筋肉がキュッと緊張するのがわかると思います。そこが骨盤底筋。前ページでも試しましたが、骨盤底筋で腟に圧力をかけ、指を締めつける練習をします。腟の性感を高めるだけでなく、よく締まる名器をつくるきっかけにもなります。

しばらくすると、この動きだけで性的興奮を感じるようになる人もいます。セックスのときと同じ筋肉で指を締めつけるのですから、性的興奮を感じても不思議ではありません。

指を腟で締めつけていると、なんとなく気持ちよくなる、その感覚を知っておいてください。セックスへのイメージも変わってくると思います。

セックスに前向きになろう

人さし指の腹をクリトリスに軽くあてて、上下にこすったり、円を描いたりしてみます。痛みがないようにやさしくマッサージします。興奮や快感とともに、腟の中が濡れてくるのがわかると思います。

腟が濡れないとか感じないと悩んでいる女性の心には、セックスへの罪悪感があるのかもしれません。あるいは、「セックスなんて、どこが気持ちいいの」「どうせいけないし、面倒くさい」という嫌悪感があるのかもしれません。それらはセックスレスの原因にもなってしまいます。

自分のクリトリスや腟に触れて感触を知り、指を腟で締めつける。なんだか気持ちがよくなって、セックスしたいと思えてくる。こんなふうに、感じる身体を開発していきましょう。

生殖年齢が終われば、セックスはしたければしたほうがいいし、したくなければしなくてもいいものです。世の中には、健康や美容のために、さまざまな方法があります。セックスは、いってみればそのひとつです。セックスをしたいと思うならば、感じる身体をつくり、セックスを前向きに楽しんでいきましょう。

女性ホルモンを増やす暮らし

50歳を過ぎたら、減少しつつある女性ホルモンの維持を意識しましょう。以下に女性ホルモンを増やす5つの生活習慣を述べますので、参考にしてください。

① 大豆や大豆製品を積極的に摂る

大豆に含まれる大豆イソフラボンに、女性ホルモン様作用があることはよく知られています。おかずに煮豆を、おやつに乾燥豆を、食間に豆乳を飲むなどがおすすめです。

大豆イソフラボンからつくられるエクオールなどの成分を、サプリで摂る方法もあります。

ただ、摂り過ぎはいけません。膀胱を刺激し、痛くなることがあります。

② 身体を温め、卵巣の働きをよくする

冷えで血流が悪くなると、卵巣機能が低下します。女性ホルモンは卵巣で分泌されるので、卵巣機能が低下すると女性ホルモンが分泌されにくい身体になってしまいます。

毎日バスタブの湯につかる、冷たい飲み物を飲み過ぎないなど、冷え対策を徹底しましょ

う。

③ 食べないダイエットはしない

女性の身体はもともと筋肉量が少ないので、代謝もよくありません。極端な食べないダイエットを行なうと筋肉量が減少し、かえって太りやすい身体になってしまいます。

また無理なダイエットをすると、脳の視《し》床《しょう》下《か》部《ぶ》・下垂体に影響があり、さらに卵巣機能が低下します。すると、女性ホルモンが減り、膣の周囲にある骨盤底のコラーゲンが減少し、膣の老化、尿もれなどのトラブルにつながります。

④ 恋をしてセロトニンを増やす

恋をしてドキドキすると、女性ホルモンのエストロゲンが増えます。また、心を安定させる神経伝達物質のセロトニンも分泌されます。

とはいえ、恋なんてそう簡単にできるものではありませんね。パートナーとの関係を見直してみませんか？　お気に入りのミュージシャンや俳優を見つけるのも楽しいかもしれませんね。

⑤よく寝て、しっかり身体を休める

女性ホルモンの分泌には、ストレスも密接に関わっています。継続したストレスや強いストレスは、自律神経の乱れをもたらします。自律神経が乱れると、自律神経をコントロールしている脳の視床下部・下垂体の働きまで混乱。視床下部・下垂体は女性ホルモンの分泌の指令も出していますので、女性ホルモンの分泌も乱れます。

疲労やストレスをためこむことのないよう、無理は禁物です。任せられる仕事は人に任せたり、家事分担を見直したりしましょう。ひとりで抱えこまず、がんばり過ぎないことが大切です。自分なりのリラックスタイムをつくりましょう。

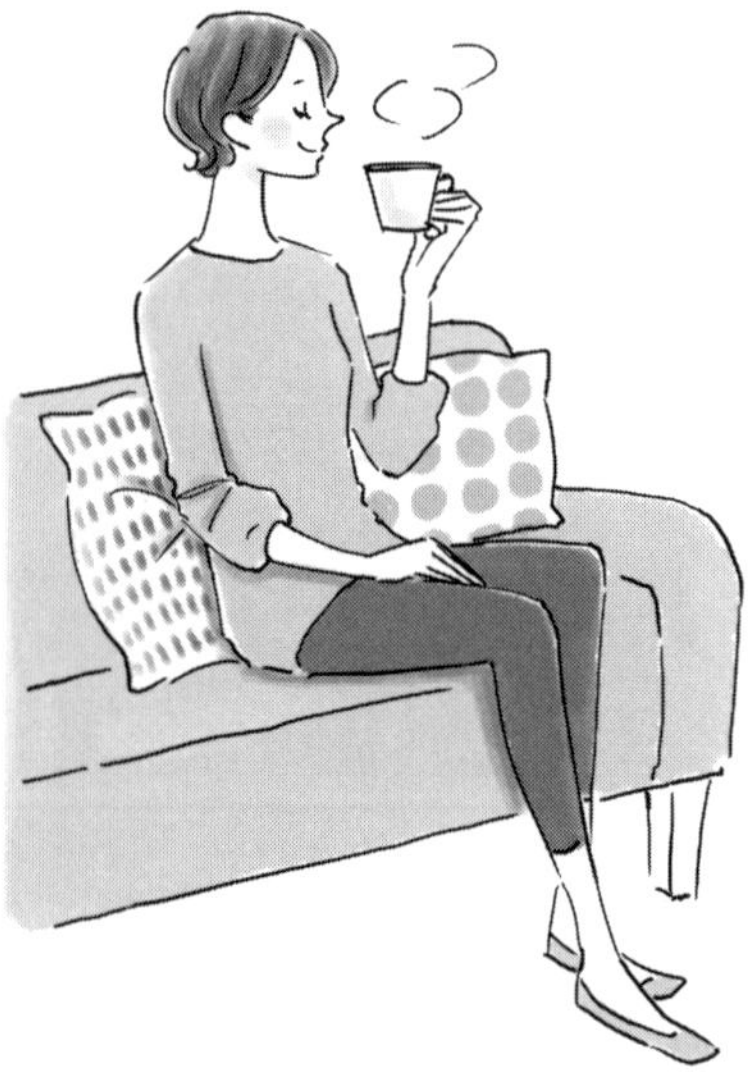

第2章

身体と心の不調、もしかしたら「ちつの劣化」が原因かも

「ちつの劣化」って⁉

セルフチェックをしてみましょう

現在の自分の腟の状態を知っていますか？　Ｙｅｓと答えられた人は少ないと思います。腟の劣化とは何かをみる前に、生活習慣と身体の状態をチェックしましょう。

生活習慣のチェックリスト

- □パソコンやスマートフォン、テレビなどを見ている時間が長い
- □夏はクーラーをガンガンにきかせるのが好き
- □季節を問わず、冷たい飲み物をたくさん飲む
- □アルコールやカフェインを多く摂る
- □甘いものを毎日食べる
- □イライラやストレスを感じることが多い
- □生活が不規則である
- □身体を動かす習慣がない
- □気づくとねこ背になっている
- □セックスレス（セルフを含めて）である
- □無理なダイエットをしている

身体のチェックリスト

頭皮
□抜け毛や髪のパサつきが気になる
□頭皮が硬い
□頭皮がむくんでブヨブヨしている

お尻
□角張ってへこんでいる
□触ると硬くて冷たい

足の裏
□かかとが乾燥しガサガサになってひび割れている

おりもの
□生臭い
□透明なおりものが多量に出る
□白くてポロポロしている
□色のついたおりものが出る

外性器を鏡で映す
□尿道が丸く開いている
□クリトリスが皮をかぶっている
□膣の入口が乾燥している
□小陰唇が小さくなっている

夏はクーラーガンガン

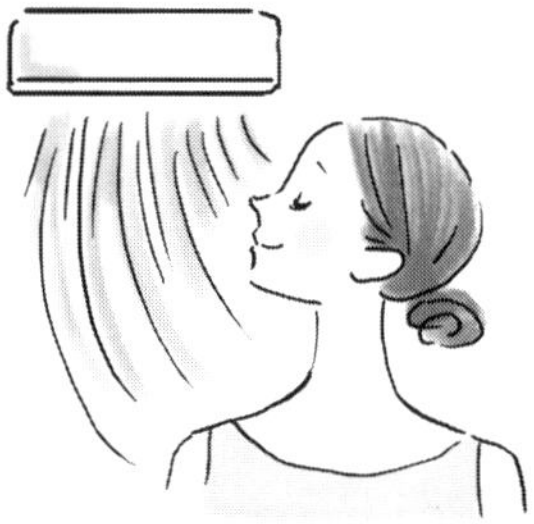

アルコールやカフェインを多く摂る

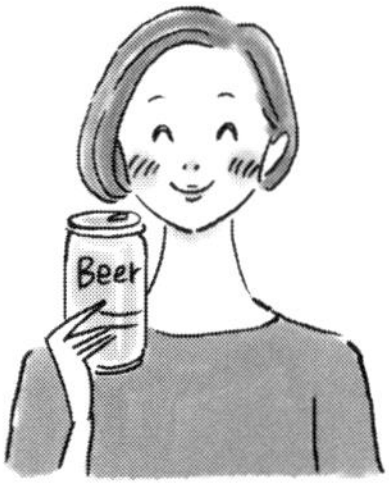

抜け毛やパサつき

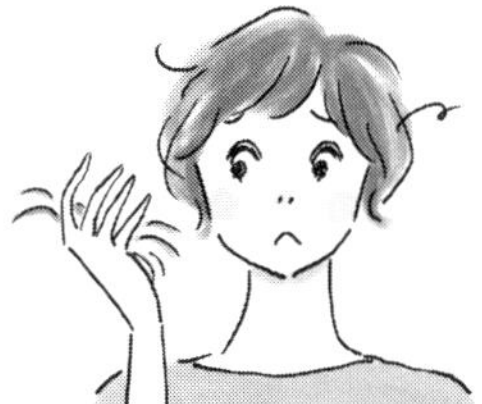

かかとがひび割れている

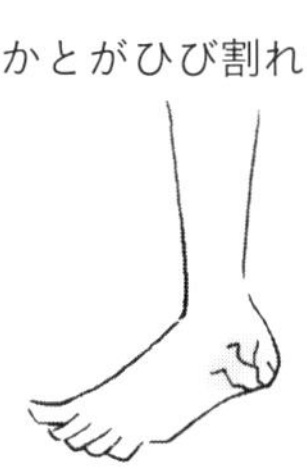

膣の劣化は予防できる

チェックした項目が多かった人は、要注意。膣の劣化が始まっている可能性があります。長時間座っていると骨盤底の血流が悪くなり、骨盤底に悪影響をおよぼします。アルコール、カフェインの摂り過ぎは身体の冷えを招きます。ダイエットは筋肉量を低下させ冷えやすい体質にしていきます。タバコは血流を悪くするため、やはり身体が冷えます。また、タバコを吸うと慢性的にせきが出るという人は、一刻も早く禁煙しましょう。せきによる腹圧が骨盤底に負担をかけ、さらにタバコ自体が骨盤底の皮下組織のコラーゲン量を低下させるため、骨盤底の衰えが進みます。

食事は身体を温めるものを中心に摂っていきましょう。ニンジン、カボチャ、ネギ、タマネギ、ショウガ、ニンニク、トウガラシは身体を温めることで知られています。肉は鶏肉がおすすめです。身体を温めるだけでなく、ヘルシーにたんぱく質を摂れることでも人気の肉ですね。エビやイワシ、リンゴも身体を温めます。お茶のなかではほうじ茶がおすすめです。緑茶は身体を冷やす傾向があります。身体を冷やすと、膣の冷えにつながります。膣を冷やさないことが、膣の劣化や女性の不調を予防します。

「ちつの劣化」の原因

腟への意識が低い

腟の劣化の原因は大きく分けると、身体の冷えからくる腟の冷えと、第1章でもみたように女性ホルモンの減少があります。

みなさんは、そもそも腟の劣化について考えたことがないかもしれません。それこそが腟の劣化のいちばんの原因。腟への意識が低いことにあります。

腟を大切にすることが、女性の健康と美容に大きな影響があることを意識しましょう。その意識は間違いなくＱＯＬをアップさせます。ＱＯＬ＝クオリティー・オブ・ライフ（生活の質）とは、「自分の身のまわりのことが自分でできて、肉体的、精神的、社会的に自分の人生に満足しているかどうか」を表す指標です。

冷えや女性ホルモン減少を防ぐように生活習慣を見直すとともに、腟のお手入れを新しい習慣に加えましょう。ほうっておくと、腟の萎縮や骨盤底筋の衰えが進行します。

腟の劣化はなぜ起こる？

次に具体的に腟の劣化の原因となっている代表的なものをみていきます。ほとんどの人が、思いあたる項目が多いことと思います。

ブルーライト

目の奥、脳の中心にある視床下部は、すぐ下にある下垂体と連携して性欲や食欲などに関わるホルモンを生産しています。同時に卵巣で生産される女性ホルモンのコントロールも行なっています。つまり、目は女性器と深いところでつながっているのです。

夜中にスマートフォン（スマホ）やパソコンを見続けていませんか？　身体の不調を招いているはずです。というのも、視床下部や下垂体から発せられる指令は、目から入る光（太陽光）に対応しています。女性ホルモンのバランスを整えようと思ったら、太陽の動きに合わせて早寝早起きをする必要があります。

スマホやパソコンから発せられるブルーライトは太陽光に近い光です。それゆえ、夜、太陽が沈んだ後にブルーライトを浴びていると、視床下部が勘違いをします。これにより、ホルモ

視床下部・下垂体と女性器の関係

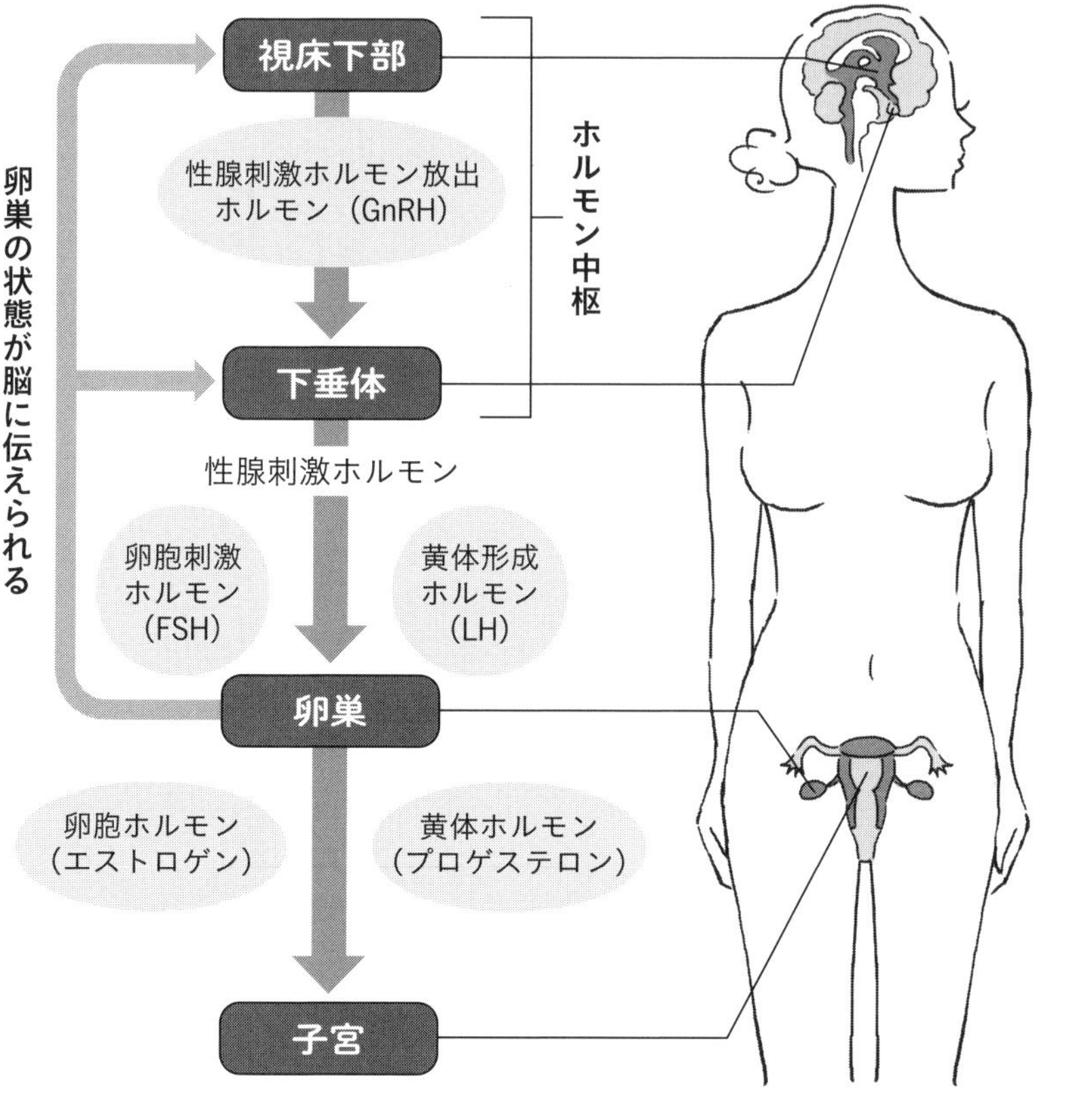
視床下部
性腺刺激ホルモン放出ホルモン（GnRH）
下垂体
性腺刺激ホルモン
卵胞刺激ホルモン（FSH）
黄体形成ホルモン（LH）
卵巣
卵胞ホルモン（エストロゲン）
黄体ホルモン（プロゲステロン）
子宮
ホルモン中枢
卵巣の状態が脳に伝えられる

ンのバランスが乱れる恐れがあります。夜はできるだけスマホやパソコンを見ないようにしてブルーライトを回避しましょう。

実は目を使い過ぎると、骨盤内の血流も悪くなります。骨盤内の冷えは女性器の冷えにつながります。

夜ふかし

夜、スマホやパソコンを見ないようにするだけで、夜ふかしも少しはおさまるかもしれません。夜12時を過ぎてからの就寝は、眠りが浅くなります。疲れがとれず、身体が冷える原因になります。夜12時前に眠りにつくと成長ホルモンや、睡眠ホルモンであるメラトニンの分泌もよくなり、短時間でも深く眠れ、疲れがとれます。また、遅い時間の起床は、腸の働きを鈍らせます。

早寝早起きは身体のたるみを防止し、体調を整えてくれます。

ストレス

女性は、緊張や恐怖を感じると、女性器周辺の筋肉が収縮し、血流が悪くなって下腹部が冷たくなります。仕事で緊張を強いられることの多い人は、これらの筋肉が収縮しがちなので冷えが起こります。膣や会陰が冷えると乾燥したり硬くなったりします。

女性器は脳と密接に結びついているので、脳がくつろぐと連動して膣や会陰もほぐれます。通常、昼間は交感神経が、夜は副交感神経が優位に働きます。ところがストレスや緊張のある人は、夜になっても交感神経が優位な状態が続き、リラックスすることができません。交感神経が優位だと、手足が冷えます。ストレスや緊張がある人は、冷え性になりやすいといえます。

冷え性

ここまでお話ししてきた、目の使い過ぎや夜ふかし、ストレスや緊張など、すべて冷え性の原因になります。「冷えは万病の元」といわれますが、実際、体調の悪化に大きく影響しているのです。

冷え性の原因としては、女性ホルモンのバランスの乱れ、偏った食事、不規則な生活、脂質や糖分の摂り過ぎ、睡眠不足、運動不足、ダイエットもあります。下着による締めつけ、デコルテが大きく開いた服、冷房の風にあたり過ぎることも身体を冷やします。

冷え性と自覚するのは、手足の冷えからかと思います。手足の冷えは、血行不良を知らせています。血行不良は最終的に骨盤内の血液循環を悪くしますので、女性器も冷えてしまうのです。

セックスレス

近年の日本でよくみられる問題点として、セックスレスがあります。日本は、セックスレスのカップルの割合が世界一ともいわれています。それは、つまり、日本人女性の膣はほとんど使われていないと読み替えることができます。

使われない膣は弾力が失われていきます。それを放置しておくと乾燥し、膣が萎縮したり、たるんだりします。

女性器は脳と密接に結びついているので、ストレスで緊張状態が続いていると、女性器の冷えにつながることを前述しましたが、女性器が冷えから乾燥したりたるんだりすると、逆に脳へも悪影響があります。膣や会陰が柔らかい人は、脳もくつろぐことができるのです。

膣の健康を保つためには、好きな人と気持ちのいいセックスをすることが理想です。膣が健康なら脳もリラックスし、女性ホルモンのバランスを維持することもできます。

そうなると、女性特有の不調からも解放されます。

セックスができないとしても後述の「ちつケア（骨盤底筋トレーニングとデリケートゾーンケア）」を行なうことで、セックスレス状態を解消できます。

頭皮、お尻、足の裏でわかる女性器の冷え

『ちつのトリセツ 劣化はとまる』（径書房）の指導・監修をされた、たつのゆりこ氏がおっしゃっているように、頭皮、お尻、足の裏をチェックすることで女性器の冷えがわかります。

頭皮の状態

美容院へ行ってシャンプーしてもらうと、スタッフに「頭皮がこっていますね」などと言われたことはありませんか？ 逆に自分で頭を触ってみたら、むくんでブヨブヨしているということもあるかもしれません。

頭皮がこって硬かったり、むくんだりしている人は、下腹部や仙骨《せんこつ》（背面の腰あたりにある逆三角形の骨）の周囲が冷たくなっています。高血圧や痔になる人もいます。頭皮は女性器や肛門の状態を表しているのです。

お尻の状態

膣や会陰が冷えて硬いと骨盤底筋が衰えるので、お尻の形に影響が出ます。

ピーマンのようなお尻

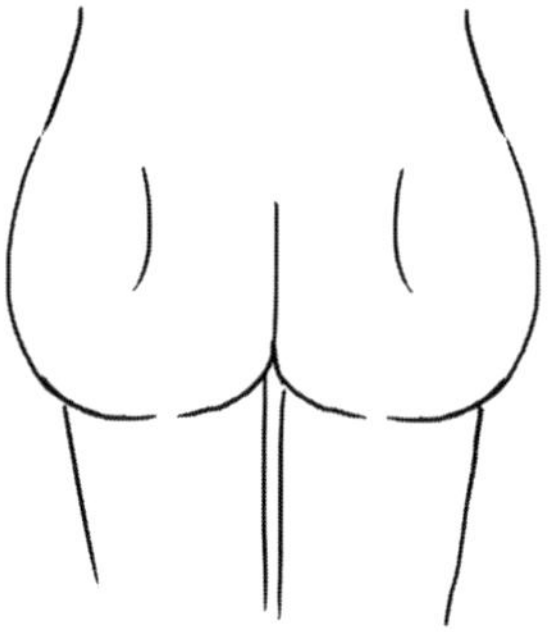

大臀筋に力がなく、
冷えている

ハートのようなお尻

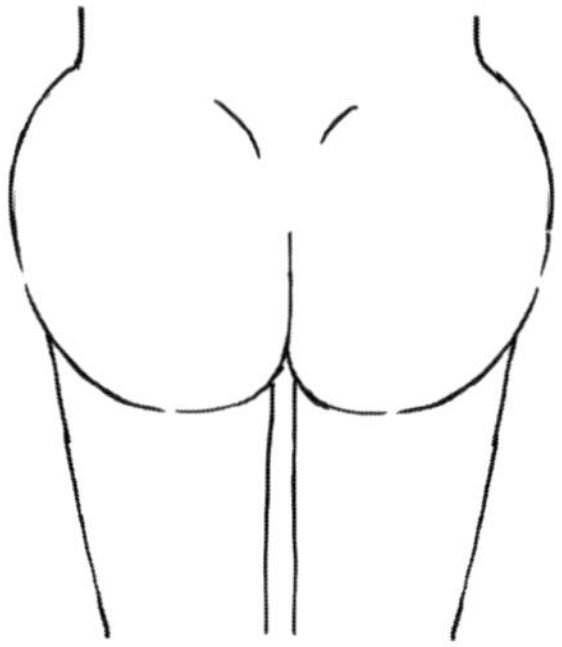

大臀筋にハリがあり、
温かい

お尻の肉がたれて臀部《でんぶ》のふくらみが失われ、エクボさながらにへこんできます。ちょうどピーマンのようなイメージです。男性が女性のお尻を見て女性器の善《よ》し悪《あ》しを判断するというのも、あながち間違ったことではありません。

最近の女性は、ふくらみのあるでっぷりとした丸いハートのようなお尻より、ピーマンのようなお尻をしている人が多いかもしれません。それは骨盤底筋が衰えている人が増えていることを表しています。

お尻の形は変化しています。体調が悪いとき、身体が冷えていると感じるとき、緊張しているときや怒っているときにお尻を触ってみてください。へこみが深くなっているはずです。あるいは朝は柔らかかったお尻が、夕方は硬くなっていたということもあるかもしれません。お尻がふっくらとしているときとへこんでいるときでは、言動にも違いがあらわれます。お尻は、体調や骨盤内の状態だけでなく、脳の疲労度や心の在り方まであらわれる、不思議な身体の部分です。

お尻の状態は、自分の状態を簡単に知るバロメーターなのです。

足の裏

足の裏が冷えていると感じますか？　触ると硬かったり、かかとなどがガサガサになったりしていませんか？　それらは血行不良のあらわれです。

足の裏の状態が悪いとわかったら、自分自身を振り返ってみてください。良質な睡眠がとれていない、緊張が続いている、完璧主義である、呼吸が浅く疲れやすい、不適切な食事をしている、便秘や下痢になりやすい、気がつくとため息をついているなど思いあたりませんか？

働き過ぎの人や不眠症の人のかかとは、乾燥したりガサガサになっていたり、ひび割れていたりするといった状態が見られます。

「ちつの劣化」が与える影響

膣を見れば健康状態がわかる

近年話題になっていることのひとつに、女性器の形成があります。確かに、形成することで、小陰唇のこすれによる痛みが軽減します。また、脱毛で、かゆみやにおいの原因となるムレが解消され、膣を見やすくなるなどメリットはあります。でも、女性器は顔と同じ。本当に個性的で、それぞれ違って同じ形のものはひとつとしてありません。そこがまた魅力でもあるわけです。ですから、小陰唇のこすれなどといったトラブルがないのなら、見た目より機能を意識しましょう。

一方、外陰の形が気になって恋愛に積極的になれないなどのメンタルに関わる問題があれば、思いきって形成手術を受けてみることをおすすめします。人生前向きになれることが第一です。

膣や会陰はきちんとうるおっていますか？　弾力はありますか？　50歳以下の場合、月経はきちんときていますか？　排泄はスムーズですか？

腟はあなたの健康状態を知らせています。

腟の劣化が引き起こすさまざまな症状

女性器の黒ずみ

腟口や会陰、小陰唇、大陰唇がくすんだような色になっていないか、確認してみましょう。見た目が悪くていやだなと思うかもしれません。見た目も気になりますが、それ以上に気にすべき重要なことは、それが冷えで血流が悪くなっていることを知らせているという点です。お尻の割れ目が始まるあたりが黒ずんでいるなら、ホルモンのバランスが悪くなっていることも考えられます。後述するオイルケアで血流を促して冷えをとり、早寝早起きを心がけましょう。

におい

水も流れが悪いと不快なにおいを発しますが、腟も同じです。ジャンクフードや食べ合わせがよくない揚げ物とアルコール、血液や水分の流れをつまらせやすい良質とはいえない乳製品などを継続的に摂取していると、膣と外陰のにおいが不快なものになります。

食事に気をつけるとともに、オイルケア（102ページ）を行ないましょう。オイルケアにはクレンジング効果もあるため、においを改善してくれます。

女性器のにおいが悪臭にならないよう清潔にするのはもちろんのことですが、毎日石けんで洗うのは、足の付け根と肛門およびそのまわりだけ。膣内は自浄作用があるので洗浄は不要です。膣口付近は石けんで洗うのは週2～3回。ゴシゴシ洗わず、普段はシャワーで洗い流す程度がいいでしょう。

おりものの変化

おりものの働きは、細菌の侵入を防ぎ、膣を浄化し、受精を助けることです。閉経前の健康な女性なら、月経期によって無色透明～乳白色でにおいもほとんどないおりものが出ます。閉経していないのに、おりものがほとんど出ない人は要注意。膣壁の新陳代謝が低下している可能性があります。

排卵時は、透明で糸を引くような粘り気のあるおりものが出ます。月経前も、ホルモンの関係でにおいが強くなったり量が増えたりします。

郵便はがき

料金受取人払郵便

京都中央局
承認

6647

差出有効期間
2026年2月14日
まで

（切手は不要です）

601-8790

205

京都市南区西九条
北ノ内町十一

PHP研究所
暮らしデザイン普及部
お客様アンケート係 行

1060

ご住所 □□□-□□□□	
TEL：	
お名前	ご年齢 歳
メールアドレス	@

今後、PHPから各種ご案内やアンケートのお願いをお送りしてもよろしいでしょうか？ □NO
チェック無しの方はご了解頂いたと判断させて頂きます。あしからずご了承ください。

<個人情報の取り扱いについて>
ご記入頂いたアンケートは、商品の企画や各種ご案内に利用し、その目的以外の利用はいたしません。なお、頂いたご意見はパンフレット等に無記名にて掲載させて頂く場合もあります。この件のお問い合わせにつきましては下記までご連絡ください。（PHP研究所　暮らしデザイン普及部　TEL.075-681-8554　FAX.050-3606-4468）

PHPアンケートカード

PHP の商品をお求めいただきありがとうございます。
あなたの感想をぜひお聞かせください。

お買い上げいただいた本の題名は何ですか。

どこで購入されましたか。

ご購入された理由を教えてください。（複数回答可）

1　テーマ·内容　2　題名　3　作者　4　おすすめされた　5　表紙のデザイン
6　その他（　　　　　　　　　　　　　　　　　　　　　）

ご購入いただいていかがでしたか。

1　とてもよかった　2　よかった　3　ふつう　4　よくなかった　5　残念だった

ご感想などをご自由にお書きください。

あなたが今、欲しいと思う本のテーマや題名を教えてください。

オイルケアでおりものはさらさらになっていきます。色がついたり、においがきつかったり、かたまりがあるようなら、感染症や腟炎を起こしているかもしれませんので、病院やクリニックで検査をして適切な治療を受けることをおすすめします。

かゆみ

陰部のかゆみは細菌感染やカンジダなどの真菌感染の可能性もありますが、多くはかぶれやムレ、乾燥が原因です。緊張が続いたり、疲れがたまったりすると、腟内のｐＨ（ペーハー）がアルカリ性に傾き、かぶれやかゆみの原因となります。

性交痛・腟萎縮

腟や会陰が乾いたり硬くなったりすると、腟が萎縮・乾燥し、セックスの際の腟分泌液（愛液）も分泌されにくくなります。そのため性交痛が起こったり、痛みでセックスができなくなります。

日ごろから心を許せる人と気持ちのいいセックスをしていると、性交痛は起こりにくくなります。前戯にたっぷり時間をかけたセックスを楽しんでみてください。

長い間セックスをしていなかったという人は、改善するまでに数カ月かかります。会陰や腟のマッサージ（102ページ）をこまめに行なうと、比較的早く改善されます。マスターベーションの意欲があれば会陰マッサージの際にトライしてみましょう。更年期以降はセックスの際は潤滑剤（72ページ）などを積極的に使って楽しみましょう。

腟そのものの状態からだけでなく、以下のようなトラブルがあるときも、腟の劣化が進んでいることが推測できます。

尿もれ・頻尿

重いものを持ったりせきやくしゃみをしたりしたときに尿がもれるのが「腹圧性尿失禁《ふくあつせいにょうしっきん》」、頻繁に尿意を感じて何度もトイレに行きたくなり、7割くらいの人は尿がもれてしまうのが「過活動膀胱《かかつどうぼうこう》」です。男性より女性に尿もれが起こりがちなのは、女性の尿道のほうが男性の尿道より短く、さらに出産などにより骨盤底が損傷するためです。加齢により骨盤底の筋肉量はさらに減り、皮下組織のコラーゲンも減っていきます。つまり腹圧性尿失禁や過活動膀胱の一因として考えられるのが、骨盤底の衰えで、腟の劣化と平行して起こります。

便秘

骨盤底は骨盤内の臓器の支持とともに排泄の機能をつかさどっています。女性はそもそも男性より骨盤底筋の筋量が少なく、月経前に分泌が増える黄体ホルモンの影響もあって便秘になりがちです。そこへもってきて、便意があるのにトイレに行けなかったり、無理なダイエットをしたり、ストレスや運動不足、食生活の乱れも便秘の原因になります。

最近、便秘ぎみだなと思ったら、腟や会陰が硬くなっていることが多いので、セルフケアを始めましょう。便秘を放置すると、痔になるだけでなく、60歳以上になってから骨盤底が弱って骨盤《こつばん》臓器《ぞうき》脱《だつ》になる危険が高まってしまいます。

冷たい牛乳やヨーグルト、生野菜を摂り過ぎるのも好ましくありません。繊維が多い煮野菜や根菜類を積極的に摂りましょう。また排便時、トイレに5分以上座っていることや、力いっぱいいきむこともやめましょう。骨盤底の衰えを加速させます。そのかわり、便意が弱くても朝・晩の2回、トイレに5分間座ってみましょう。そうすると自然な便意ができます。

便の性状としては、バナナのような硬さや大きさが正常です。ストレスや緊張、不規則な生活が続くと、ウサギのフンのようなコロコロとした乾いた便になります。食べたものがうまく消化されないと、においの強い粘り気のある便になります。

いずれにしても、生活習慣や食生活の見直しが必要です。セルフケアを行ない、身体の冷えをとる、あるいは冷やさないということを心がけましょう。便秘が改善されれば、肌荒れ、吹き出もの、肩こり、頭痛も改善される可能性が高まります。

痔

痔は男性より女性のほうが多いといわれています。

女性の痔の原因の多くは出産と便秘です。また血行不良につながる冷えやストレスなども引き金になるので運動や食事に注意して、血行をよくすることを意識しましょう。

骨盤臓器下垂（尿道瘤・膀胱瘤・子宮下垂・直腸瘤）

出産で骨盤底が損傷し、さらに骨盤底筋の衰えを放置すると、骨盤内の臓器が下がっていきます。腟も押されてへこみ、腟の中にそれらの臓器が出っ張ってきます。

腟の中に尿道が出っ張ってくるのが尿道瘤、膀胱が出っ張ってくるのが膀胱瘤、子宮が下がってくるのが子宮下垂。直腸が出っ張ってくるのが直腸瘤です。

これらは初期の自覚症状がほとんどありません。これらの臓器が腟口から飛び出してくる骨

骨盤臓器下垂

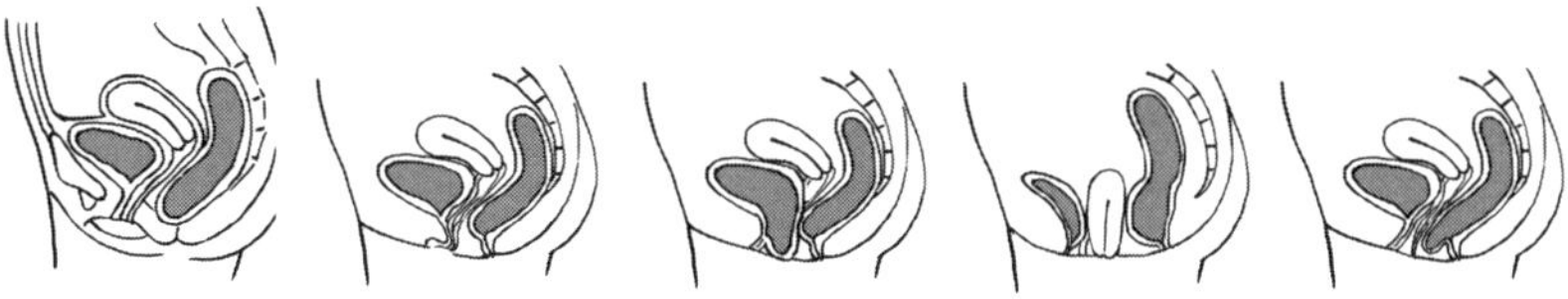

正常　尿道瘤　膀胱瘤　子宮下垂　直腸瘤

骨盤臓器脱

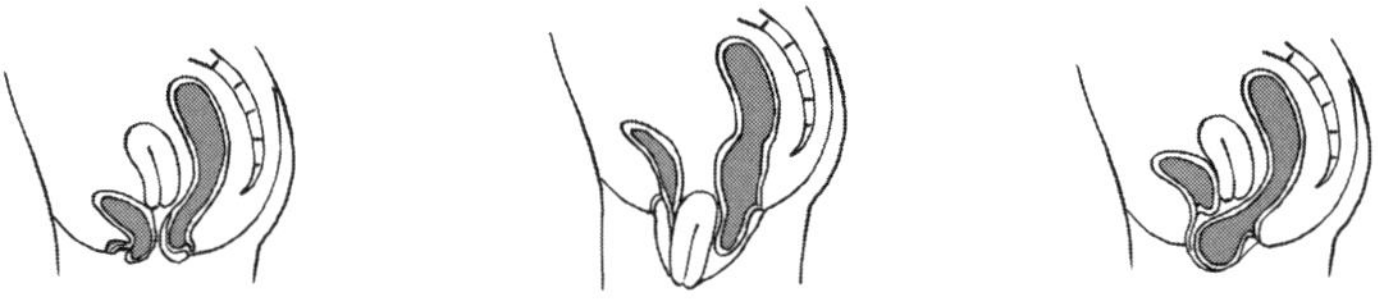

膀胱脱　子宮脱　直腸脱

盤臓器脱になってはじめて気づくという場合がほとんどです。ちなみに子宮下垂は性交痛になることもありますが、気づかないこともあるので、日ごろから腟まわりのお手入れをすることが大切です。早期発見につながります。

骨盤臓器脱（膀胱脱・子宮脱・直腸脱）

骨盤内にある膀胱、子宮、直腸などが、腟壁もろとも腟口から飛び出してしまう骨盤臓器脱は、昔からある女性特有の疾患です。

膀胱脱、子宮脱、直腸脱があります。子宮を摘出している人は小腸が落ちてくることもあります（腟脱といいます）。骨盤内の臓器すべてが下がってきますが、最初に体外に出てくるのは膀胱が多いといわれています。

軽症の場合は便秘のコントロールと体外に出た臓器を自分で押し戻して様子をみます。後述の骨盤底筋トレーニングの継続も大切です。次は腟ペッサリーという装具を自分で着脱してケアします。手術は腟から行なう場合と、腹腔鏡で行なう場合があります。

その他

骨盤底筋が衰えると、身体の軸が不安定になります。足が疲れやすい、足首の関節が硬い、足がむくむ、転倒しやすいなどの症状が出ます。高齢者だと、これらが原因で寝たきりになる恐れも出てきます。

イライラや憂鬱《ゆううつ》、もの忘れがひどいといった症状もあらわれます。脳の若さを保つためには、腟や会陰を柔らかくしておく必要があります。

転倒

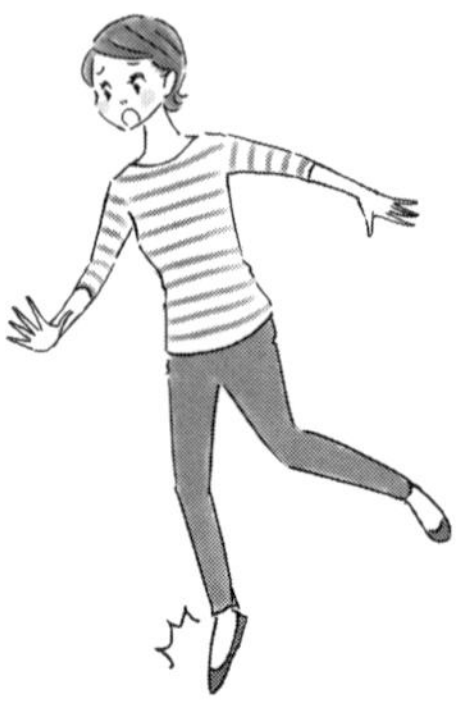

イライラ

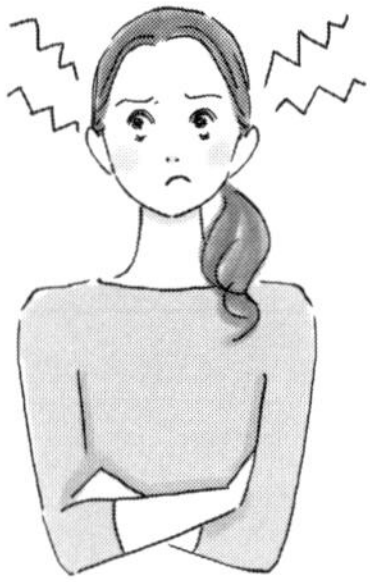

もの忘れ

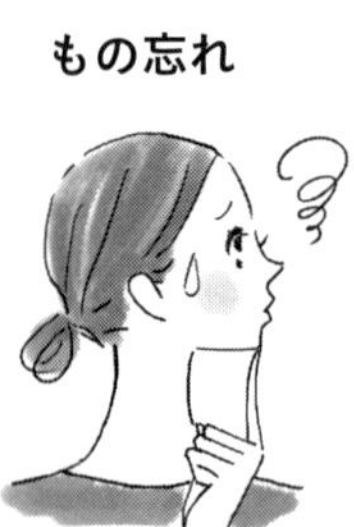

受診が必要なときの症状

体調が悪いとき、膣の劣化を疑うことができるようになったかと思います。とはいえ、気になるときは早めに受診をしましょう。単に膣の劣化だけではなく、治療が必要な病気かもしれません。

慢性骨盤痛症候群

主に下腹部の鈍痛が半年以上続きます。ときに驚くような鋭い激痛が走ることもあり、精神的にも深いストレスを感じます。ほかには陰部や膀胱の痛み、陰部や膀胱、下腹部のなんらかの違和感、頻尿などの症状がみられます。身体全体のだるさや精神的な苦痛、抑うつが合併することがあります。クリニックを受診しても異常がなく、気のせいと言われることがあります。

原因はまだ解明されておらず不明な点が多いのですが、膀胱の慢性炎症とも関係があると考えられています。

クリニックや病院で行なわれる検査としては、一般的な尿検査、血液検査、性感染症の検査、子宮頸癌検査、妊娠検査、経腟超音波検査、腹部のレントゲンを実施します。場合によってはＣＴ（コンピューター断層撮影）、ＭＲＩ（磁気共鳴画像）などをすることもあります。症状を的確につかむために複数の検査が組み合わされて実施されます。

原因があればその治療を行ないます。原因がはっきりしない場合が慢性骨盤痛症候群です。診断中のカウンセリングはとても重要です。これにより適切な治療を受けることができます。慢性骨盤痛症候群の治療は投薬や骨盤底リハビリテーションを行ないます。

腟炎

腟炎は、腟の中で炎症が起きる病気です。炎症のせいで性交痛があったり、出血したりすることもあります。

きつい下着で下半身を締めつけてムレてしまった、生理用ナプキンやおりものシートを長時間替えずにいて不潔だった、逆にビデや石けんで洗い過ぎて腟の殺菌力を奪ってしまった、過労や精神的ストレスで起こることもあります。

カンジダ性外陰・腟炎

性成熟期にもっともかかりやすい腟炎は「カンジダ性外陰・腟炎」です。腸や腟に常在しているカビの一種カンジダ菌が引き起こします。外陰部が赤く腫れてかゆみをともないます。おりものは白いヨーグルト状や黄色いカス状、カッテージチーズのようなポロポロしたものが出てきます。

カンジダ菌はふだんはおとなしくしているのですが、風邪《かぜ》や疲労などで抵抗力が落ちたり、ストレスでホルモンバランスが崩れたりすると発症します。抗生物質やステロイド剤を使うと発症することもあります。

カンジダ性外陰・腟炎は、性感染症として聞いたことがある人も多いかもしれませんが、セックス未経験の人でも発病します。

細菌性腟炎

おりものから悪臭がする、灰色になる、茶色になるなどの変化があらわれます。また外陰部に軽いかゆみや腫れが出ることもあります。

クラミジア感染症

陰部にかゆみや不快感があり、おりものは増えますが、さらさらしているため、病気だと気づかないことが多く、セックスでパートナーに感染させてしまうこともあります。不感症の原因になることもあります。

膣トリコモナス症

おりものが増え、魚が腐ったような悪臭がします。おりものが泡状、黄緑色になるなどの異常があらわれます。排尿時に痛みがあったり、トイレが近くなったりします。

淋菌性膣炎

おりものが増え、黄緑色になります。不正出血がみられることもあります。陰部のかゆみ、熱をもつ、ウミが出る、排尿時に痛みをともなうなど尿道にも症状が出ます。歩けなくなるほどの痛みをともなうことがあります。

萎縮性膣炎（GSM――閉経関連尿路生殖器症候群）

女性ホルモンの分泌が減り、膣全体の機能が低下することにより、膣内のうるおいや柔軟性がなくなると、膣が乾燥・萎縮し、雑菌の感染を招き炎症を起こします。痛みやかゆみがあるほか、排尿のトラブル、性交痛などが起こります。最近はGSMとして高齢女性のより深刻な症状症候群であると言われるようになってきました。

女性ホルモンのエストロゲンを投与することで、膣内のうるおいが戻り炎症が起きづらくなります。

どの膣炎も、治療を途中でやめてしまうと再発をくりかえしやすいので、治療は完治するまできちんと行ないます。

セックスで感染した場合は、パートナーと一緒に治療をします。

また膣内の異物（タンポンの抜き忘れやコンドームが残っていたなど）が原因となることもよくあります。

以上、思いあたるのであれば、ためらわずに婦人科や女性泌尿器科を受診しましょう。

COLUMN

ラブコスメ（潤滑剤）を楽しむ

パートナーとのセックスを楽しみたいけれど、どうやら膣の劣化が進んできているみたいだし、実際、性交痛もないわけではないし……。

そんなとき、さぁ、どうしますか？　楽しみたいと思っているのにセックスをあきらめてしまうかもしれませんね。でも、それだと心身ともに不健康に陥るだけ。

そこでおすすめなのがラブコスメ。響きもおしゃれで使ってみたくなりませんか？

ジェルとオイルが定番。香りのいいもの、お菓子のような味がついているもの、素敵なパッケージ入りのものなど、バリエーションは豊富です。

使い方は簡単。セックスの前にたっぷり塗るだけです。

パートナーに言い出せないときは、女性外来などの医師に相談し潤滑剤についてのアドバイスをもらいましょう。「先生にすすめられたのだけれど、使ってみるね」と明るく切り出してみてください。

最高のオーガズムを得られるかもしれませんよ。

第3章

すぐに始める「ちつケア」

「ちつケア」で心身の健康を取り戻しましょう

2タイプの「ちつケア」

「ちつケア」は大きく分けて2つあります。ひとつは筋肉のケア。もうひとつは皮膚・粘膜のケアです。本書では筋肉のケアについては「骨盤底筋トレーニング」、皮膚・粘膜のケアを「デリケートゾーンケア」とご案内します。

健康な女性の状態を仮にゼロとしましょう。セックスの感度を上げたいと考える女性はゼロを＋α《アルファ》にするということです。何か不調のある女性は、マイナスの状態にあるわけですから、よりしっかりしたケアが必要です。「骨盤底筋トレーニング」と「デリケートゾーンケア」の両方を行ないます。

すべての女性が両方を行なうことが望まれます。「骨盤底筋トレーニング」は骨盤底筋の衰えの予防になり、「デリケートゾーンケア」は膣のうるおいと弾力性をキープしてくれます。

人は大きくいうと内臓を除けば骨、筋肉、皮膚でできています。女性器まわりでいえば、骨である骨盤があり、筋肉、靭帯、筋膜、皮下組織で構成されるプレート臓器である骨盤底があり、その中を腟が通っており、表面を皮膚がおおっています。

骨盤に影響をおよぼすのが股関節です。股関節の柔軟性を高めると骨盤のゆがみが起こりにくくなります。

長時間のデスクワークに限らず、椅子に座る生活場面は多いと思います。座りっぱなしで股関節を前側に折り曲げた状態を続けていると、脊椎《せきつい》の前側にある腸腰筋《ちょうようきん》や後ろ側の大殿筋《だいでんきん》、中殿筋《ちゅうでんきん》も硬くなっていきます。これが股関節の硬さとなります。

股関節を柔らかくするストレッチとは、これらの筋肉をしなやかにすることです。筋肉がしなやかだと、骨盤のゆがみが生じにくくなります。骨盤がゆがんでいると、骨盤底筋に悪影響をおよぼすのでしたね。

第3章では、これらの理由をふまえ、骨盤底筋トレーニング、デリケートゾーンケア、股関節のストレッチの3つをテーマに、実際のケアをご案内します。骨盤底筋トレーニングとデリケートゾーンケアは、日常生活に取り込みやすいので、毎日行なうことをおすすめします。股関節のストレッチやその他ウォーキングなどの運動は週2～3回のペースで行なっていきます。

「骨盤底筋トレーニング」を始めましょう

膣締めのベースは骨盤底筋トレーニング

骨盤底筋の衰えは膣の締まりを弱くします。一方、膣の劣化は骨盤底筋にダメージを与えます。膣は骨盤底筋の影響を受けながら、逆に骨盤底筋にも影響を与え、相互に関係しているのです。

骨盤底筋を鍛えて膣に弾力をつけましょう。50歳以上の女性では女性ホルモンの低下でどうしても劣化しがちな膣も、骨盤底筋トレーニングで元気を取り戻し、健康をキープできます。膣の劣化が進行しにくければ、骨盤底筋も影響を受けにくくなります。

このように「ちつケア」のベースは、骨盤底筋を鍛えることです。骨盤底筋トレーニングで膣を鍛えて劣化をくいとめ、身体全体の健康につなげていきましょう。

トレーニングに重要な呼吸

骨盤底筋トレーニングは、もっともリラックスできるあおむけの姿勢で進めていきます。

あおむけになってひざを肩幅に開きます。この体勢で、まずは腹式呼吸を行ないます。腹式呼吸を寝ながら行なうと、内臓の重みが骨盤底筋にかからないので、よりらくに骨盤底筋を動かすことができます。

腹式呼吸では、横隔膜や腹横筋、骨盤底筋などのインナーマッスルを鍛えることができます（下図参照）。寝ながらの腹式呼吸ですので、就寝前や朝目覚めたときにベッドや布団の上で行なってみてください。

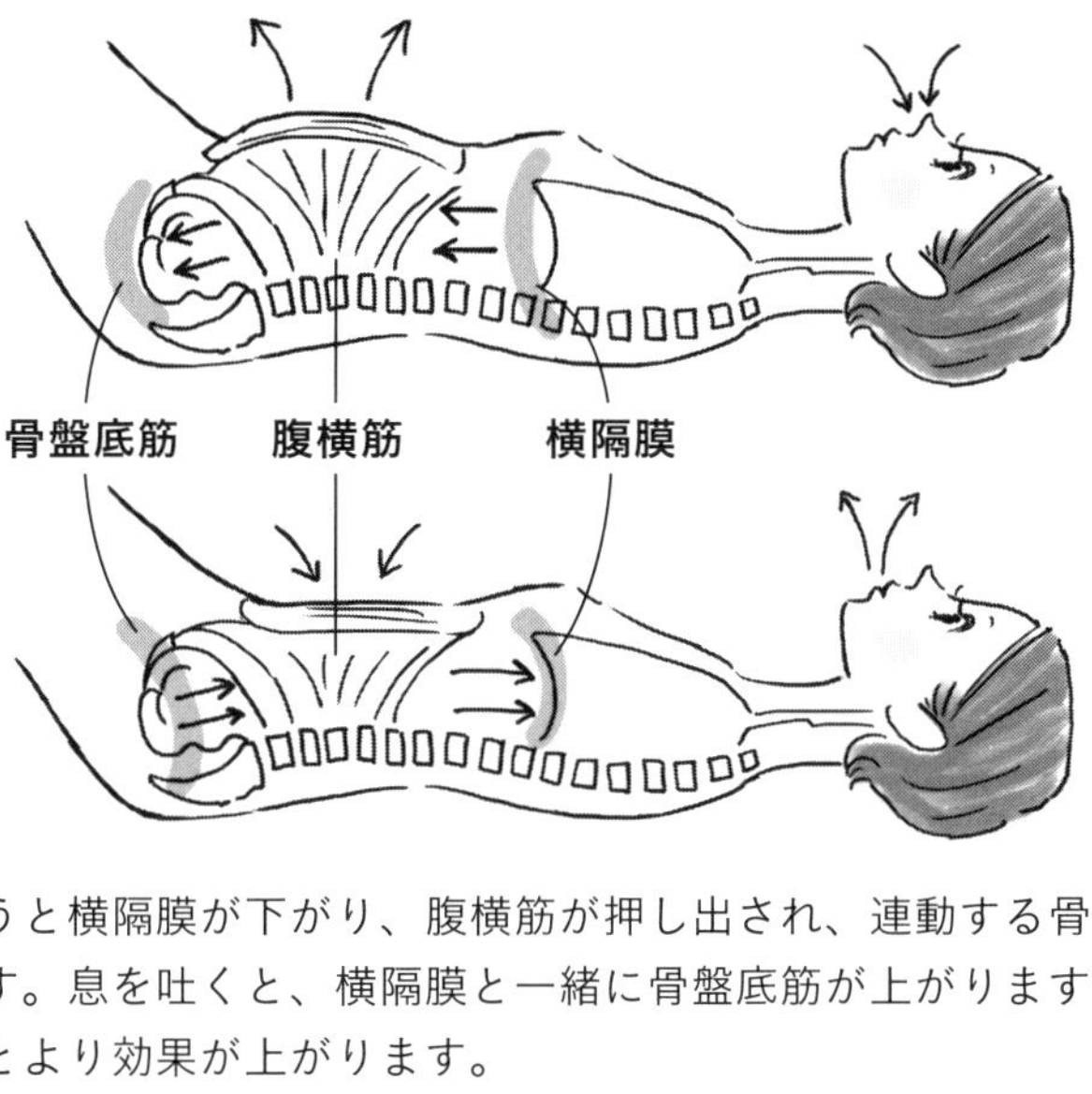

息を吸うと横隔膜が下がり、腹横筋が押し出され、連動する骨盤底筋が下がります。息を吐くと、横隔膜と一緒に骨盤底筋が上がります。ゆっくり行なうとより効果が上がります。

姿勢を見直しましょう

「ちつトレ」を始める前に、姿勢についてもお話しします。というのも、ふだん正しい姿勢を意識するだけで、身体が変わってくるからです。

立っていても座っていても、お腹とお尻に力を入れて背骨をまっすぐ伸ばします。さらに座るときは、お尻がだらんと広がらないように、太ももと背すじがL字になるように座りましょう。これだけで骨盤底のゆるみが改善され、膣が締まりはじめます。

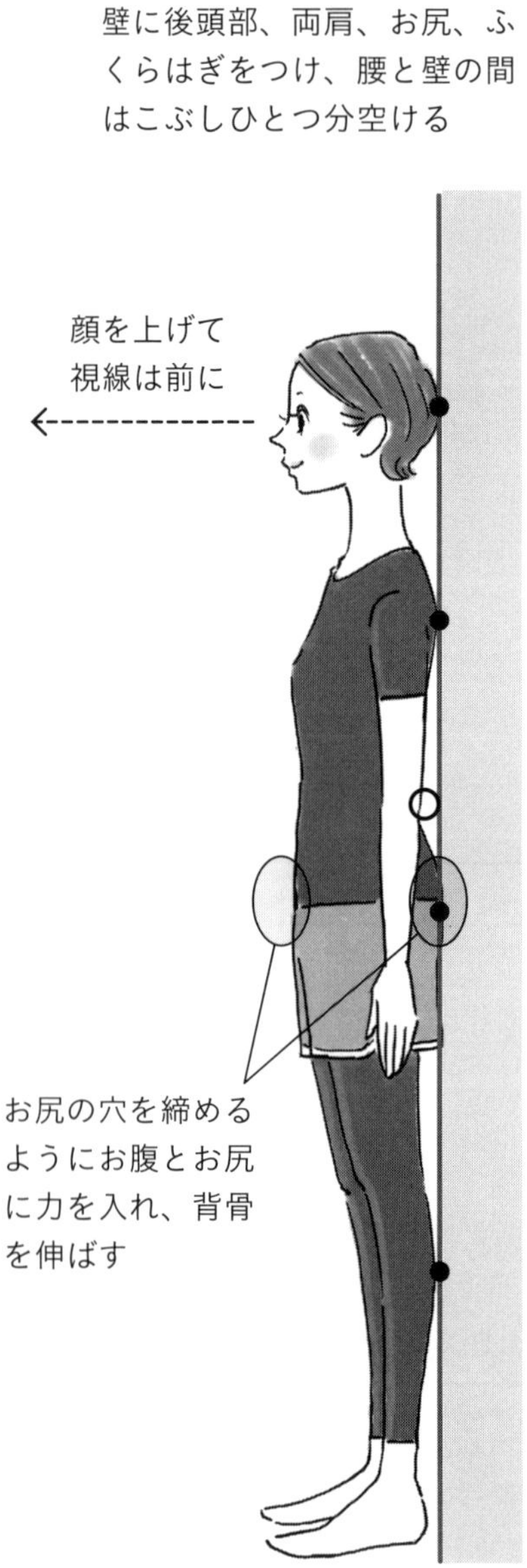

壁に後頭部、両肩、お尻、ふくらはぎをつけ、腰と壁の間はこぶしひとつ分空ける
顔を上げて視線は前に
お尻の穴を締めるようにお腹とお尻に力を入れ、背骨を伸ばす

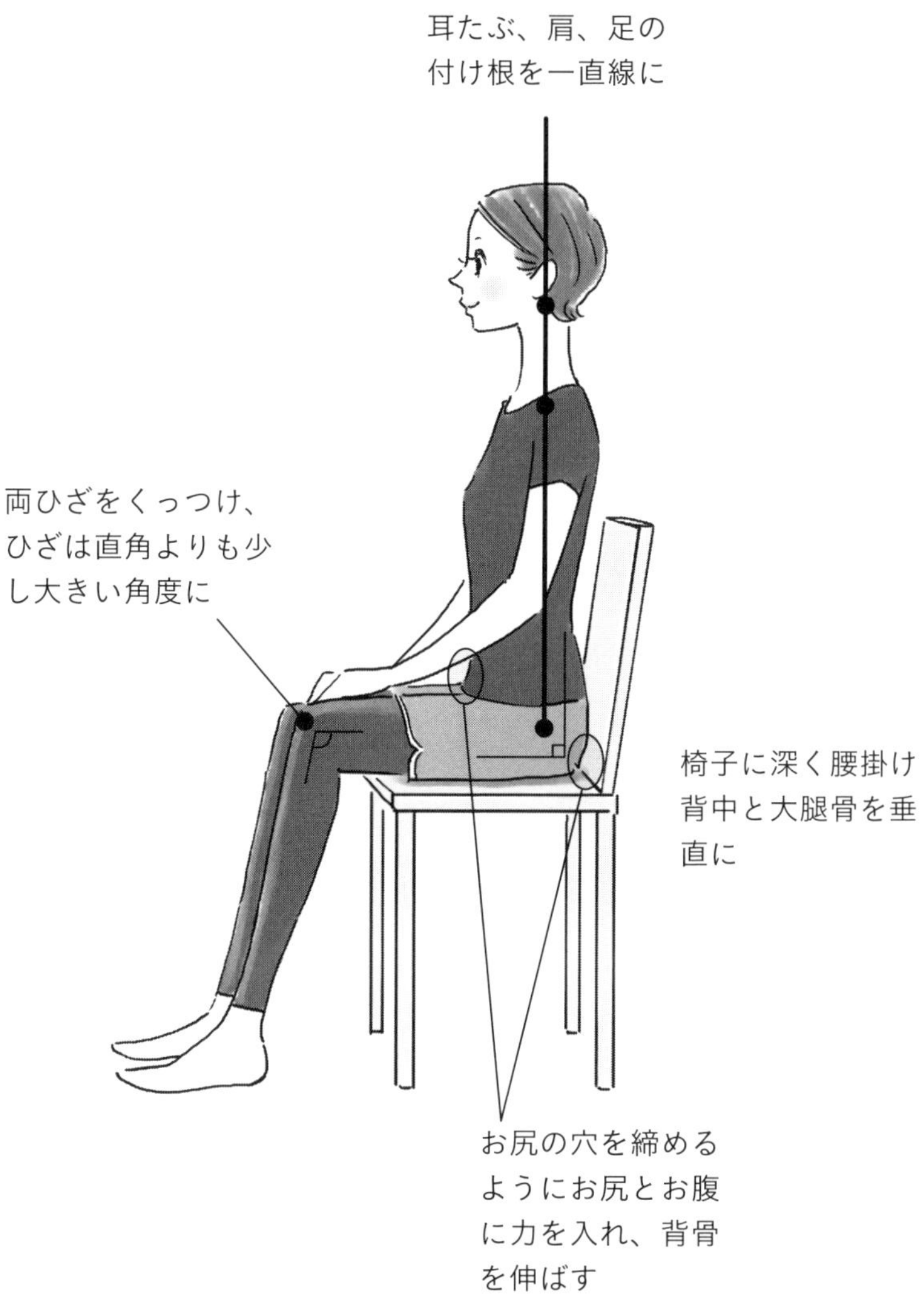
耳たぶ、肩、足の
付け根を一直線に
両ひざをくっつけ、
ひざは直角よりも少
し大きい角度に
椅子に深く腰掛け
背中と大腿骨を垂
直に
お尻の穴を締める
ようにお尻とお腹
に力を入れ、背骨
を伸ばす

寝ながら腹式呼吸

身体によけいな負荷をかけず、骨盤底筋をはじめとするインナーマッスルをピンポイントで鍛えられます。

1 あおむけになってひざを曲げ、
鼻からゆっくりと息を吸う。

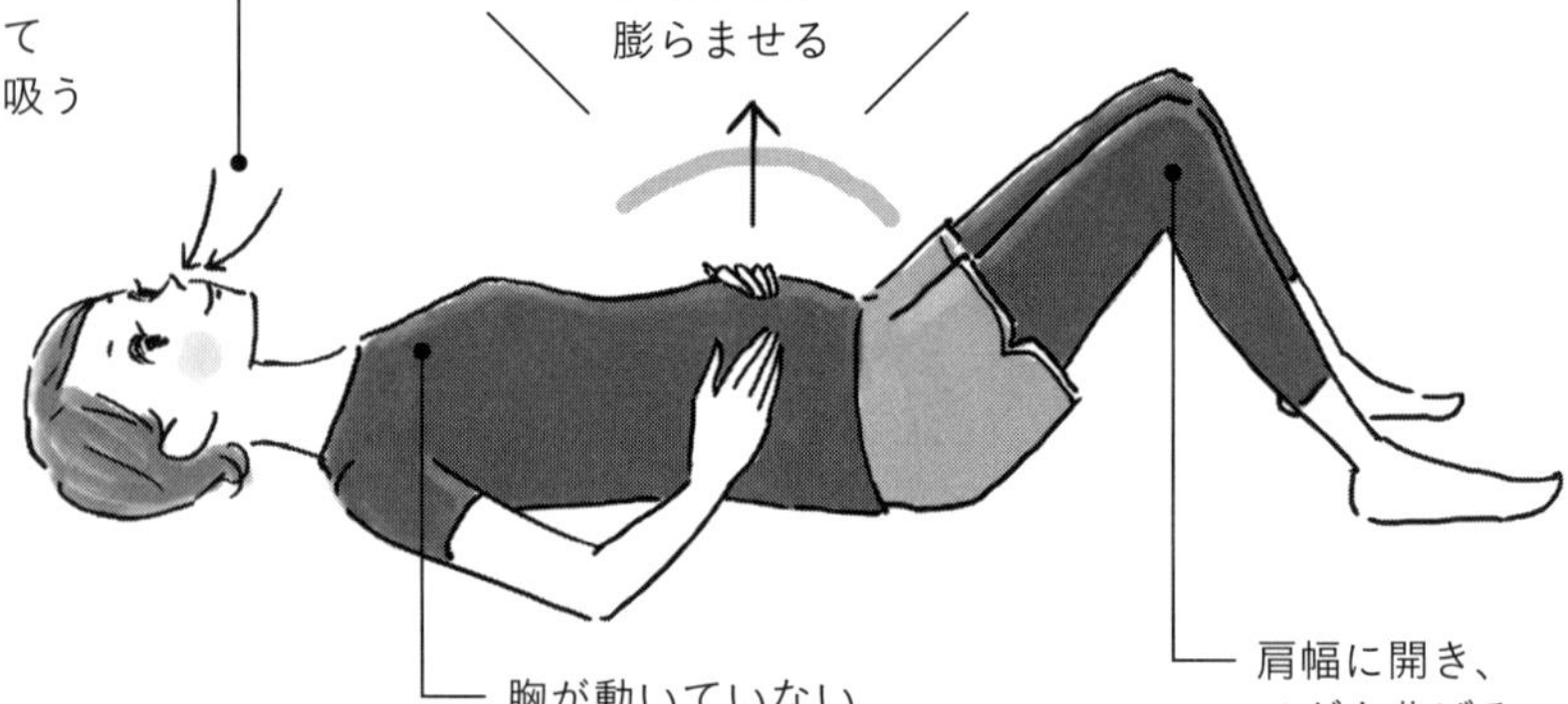
鼻から５秒
かけて
息を吸う
お腹を大きく
膨らませる
胸が動いていない
こと
肩幅に開き、
ひざを曲げる

胸が動くのは肺で呼吸をしているから。お腹に空気を入れていくイメージでゆっくりと深く息を吸いこみましょう。手をお腹にあてると膨らんでいくのがよくわかります。

2 口からゆっくりと
息を吐く。

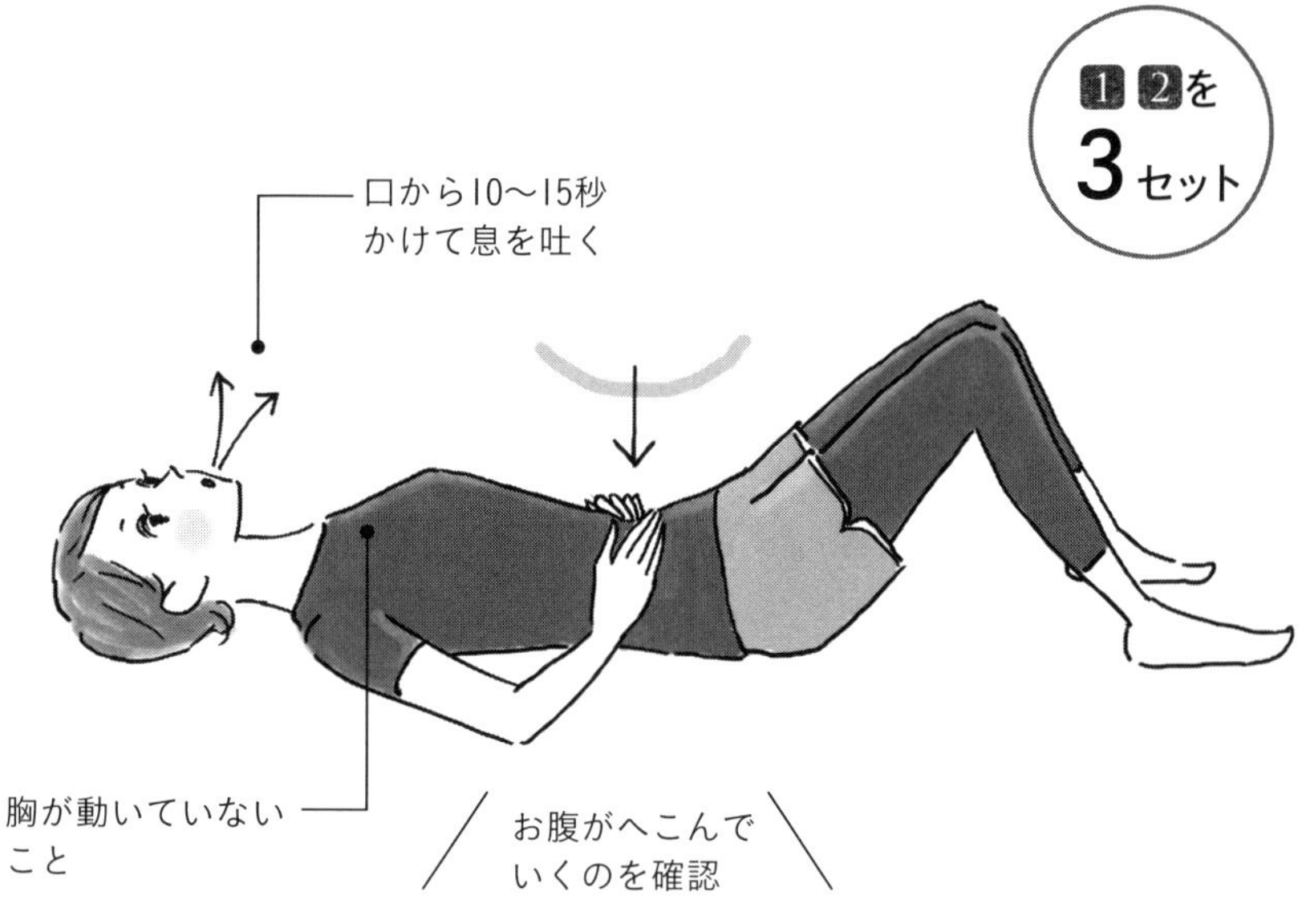

1 2を
3セット
口から10〜15秒
かけて息を吐く
胸が動いていない
こと
お腹がへこんで
いくのを確認

息を吐くときは吸うときよりも時間をかけてゆっくりと。ていねいに息を吐ききります。力を入れ過ぎて息を止めないように注意しましょう。

寝たままトレーニング

体の力を抜いてリラックス。「肛門」「腟と尿道」の２つのパーツを別々に動かすイメージで行ないましょう。

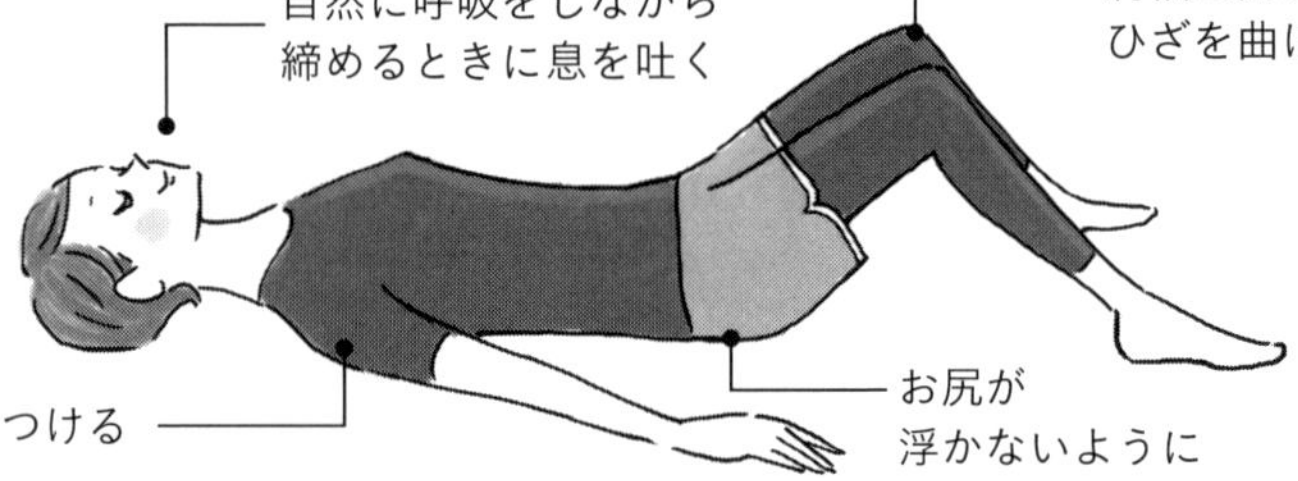

自然に呼吸をしながら
締めるときに息を吐く
肩幅に開き、
ひざを曲げる
腕は床につける
お尻が
浮かないように

1 肛門を「キュッ」「パッ」とテンポよく締めてゆるめる。５回くりかえす。

2 息を吐きながら、肛門を持ち上げるように３秒間「ギュー」と締め、息を吸いながら、ゆっくりゆるめる。５回くりかえす。

呼吸は、吐くと横隔膜が上がって、それに引っぱられて骨盤底筋も引き上がりますから、「吐く＝締める」「吸う＝ゆるめる」と覚えておきましょう。

もうひとつ大事なポイントは、「肛門」「腟と尿道」の2つのパーツを意識することです。少し難しいかもしれませんが、「肛門」「腟と尿道」を別々に動かしているイメージをもちましょう。動きが別々にならなくても、イメージをすることが大切です。

3 膣と尿道を「キュッ」「パッ」とテンポよく締めてゆるめる。５回くりかえす。

4 息を吐きながら、膣と尿道を持ち上げるように３秒間「ギュー」と締め、息を吸いながら、ゆっくりゆるめる。５回くりかえす。

5 腹式呼吸（80ページ）をする。

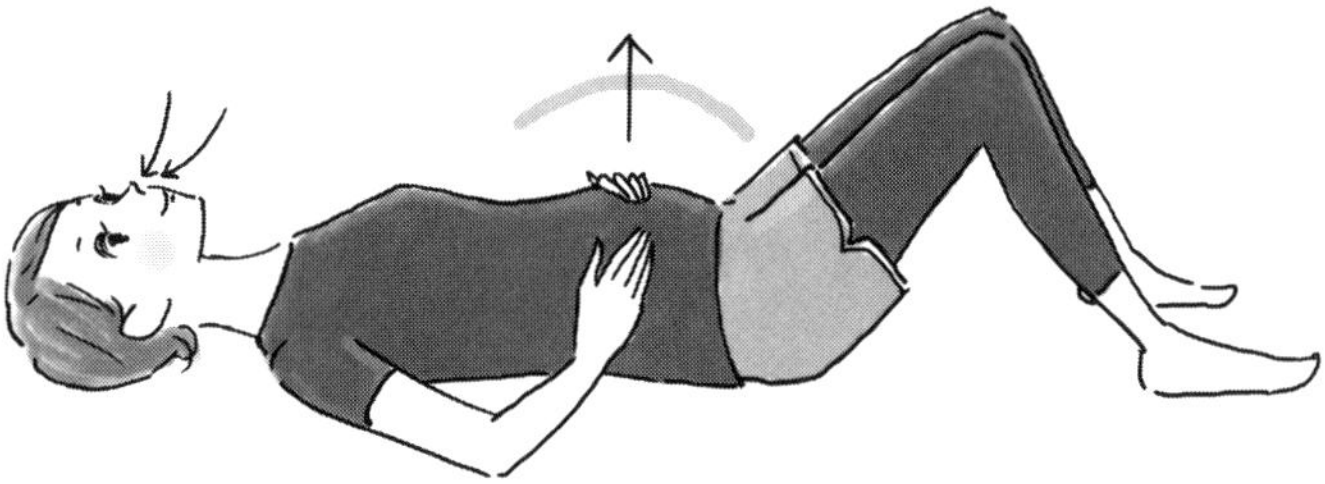

慣れてきたら締める時間を10秒間まで徐々に延ばします。呼吸は止めずに、締めているときは息を吐いて行ないます。

トレーニングは身体の力を抜き、リラックスして行ないます。呼吸は止めずに、鼻から吸って、口から吐くことを続けます。締めるときに吐き、ゆるめるときに吸います。締める時間を長くする場合も息は止めません。ゆっくりと口から息を吐きながら行ないましょう。

寝たままトレーニングは起床時、就寝時に、腹式呼吸とともにベッドや布団の上で行なうようにすると、習慣化しやすいのでおすすめです。

いつでもどこでもトレーニング

寝たままトレーニングに慣れてきたら、日常生活のなかにも取り入れていきましょう。

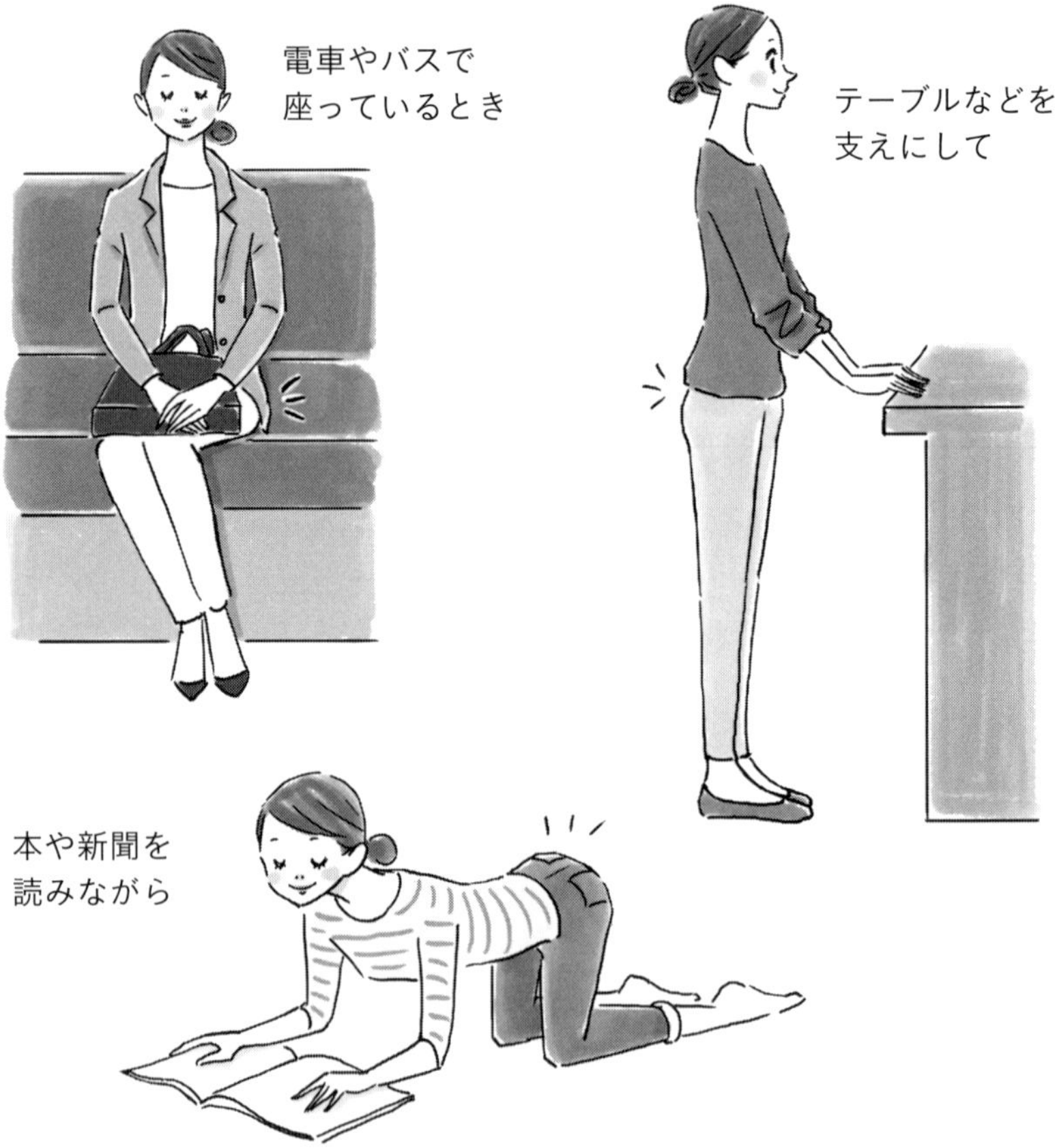
電車やバスで
座っているとき
テーブルなどを
支えにして
本や新聞を
読みながら

骨盤底筋トレーニングは寝たままだけでなく、台所で洗いものをしているとき、信号待ちをしているとき、リビングでテレビを見ているとき、電車やバスに乗っているときなど、立っていても座っていても行なうことができます。四つ這いになってもできます。どんな体勢でも背骨がまっすぐ伸びていること、立ち姿勢と座ったときの姿勢は78・79ページで紹介したポイントを意識しましょう。

「肛門」「膣と尿道」の2つのパーツを意識してキュッ・パッ、ギューッ・パッとくりかえすだけなので、周りから見ても、トレーニングをしているとわかりません。だから人目を気にせず、場所を選ばずどこでも行なえます。

鼻から吸って、口から吐く呼吸も忘れずに。「吐く＝締める」「吸う＝ゆるめる」でしたね。呼吸と身体の動きをそろえると効率よくトレーニングを行なえます。

わざわざトレーニング時間をつくらなくても、何かをしながらで結構です。一度につき1〜2分、毎日3〜8回を目安に、毎日のさまざまなシーンで実践してみてください。それだけで骨盤底筋を鍛えることができます。

股関節ストレッチ①

股関節の可動域を広げ、骨盤の動きをよくします。骨盤底筋トレーニングの効率もアップ。

1 正しい姿勢で椅子に座り(79ページ)、片方のひざを両手で抱え、口から息を吐きながらひざを胸に近づける。10秒間キープ。

2 鼻からゆっくりと息を吸いながらひざを下げる。

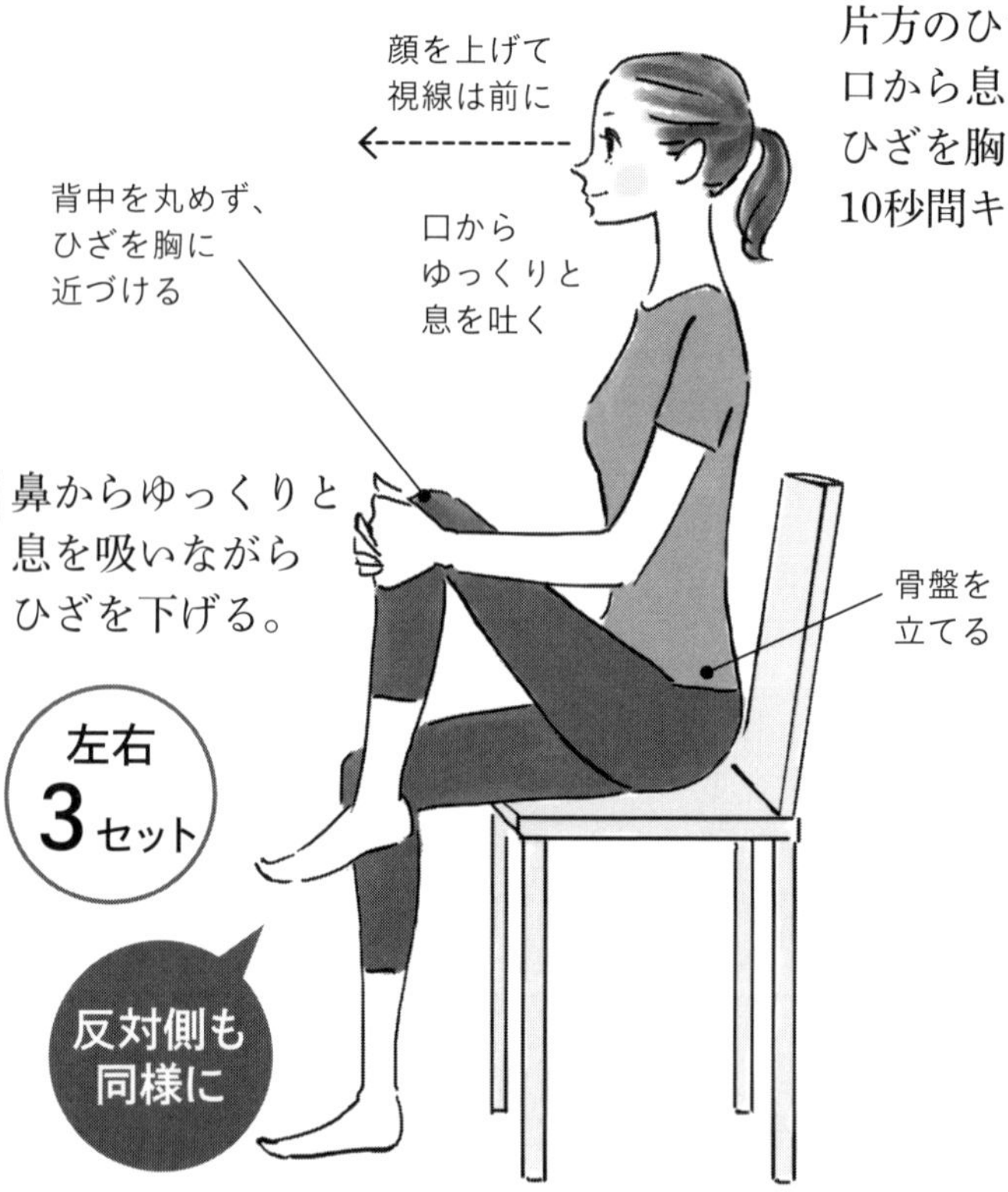
顔を上げて
視線は前に
背中を丸めず、
ひざを胸に
近づける
口から
ゆっくりと
息を吐く
骨盤を
立てる
左右
3セット
反対側も
同様に

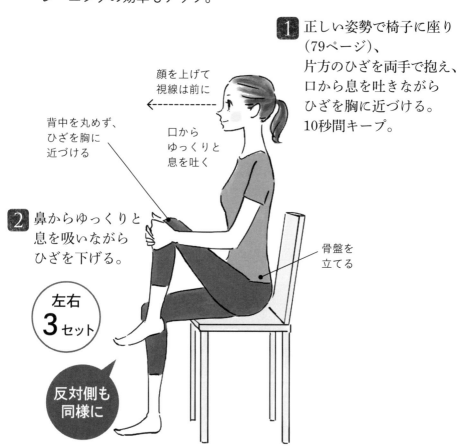

3 片方の足を
反対の太ももにのせ、
10秒間キープ。
息を吐くときに
両手でひざを軽く
押さえる。

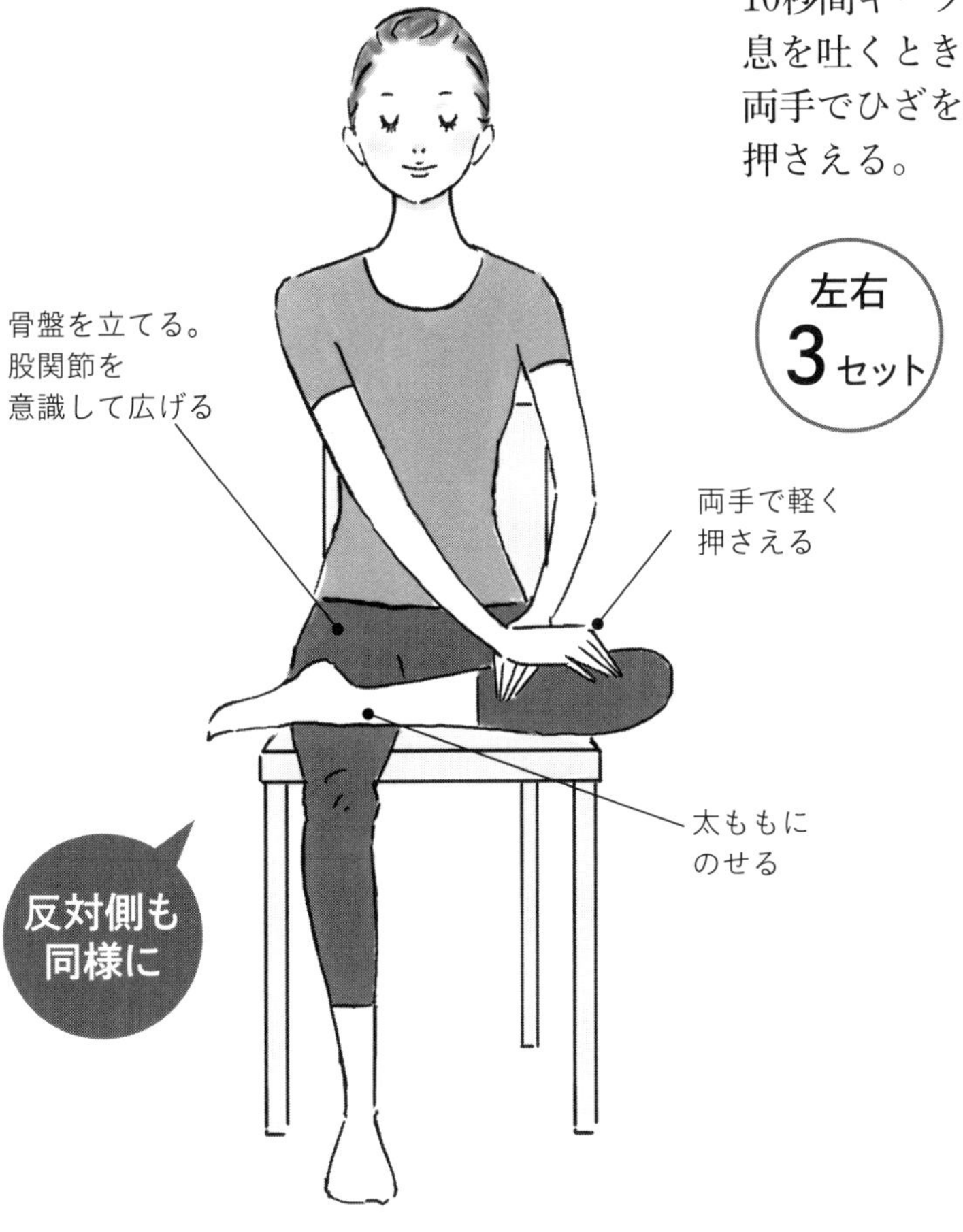
左右
3セット
骨盤を立てる。
股関節を
意識して広げる
両手で軽く
押さえる
太ももに
のせる
反対側も
同様に

無理せずゆっくりと

痛みがあるときは無理をせず、中止してください。呼吸を止めず、リラックスしてゆっくりと行ないましょう。

股関節ストレッチ②

1 あおむけになり、
片方のひざを曲げ両手で抱え、
口から息を吐きながら
ひざを胸に近づける。

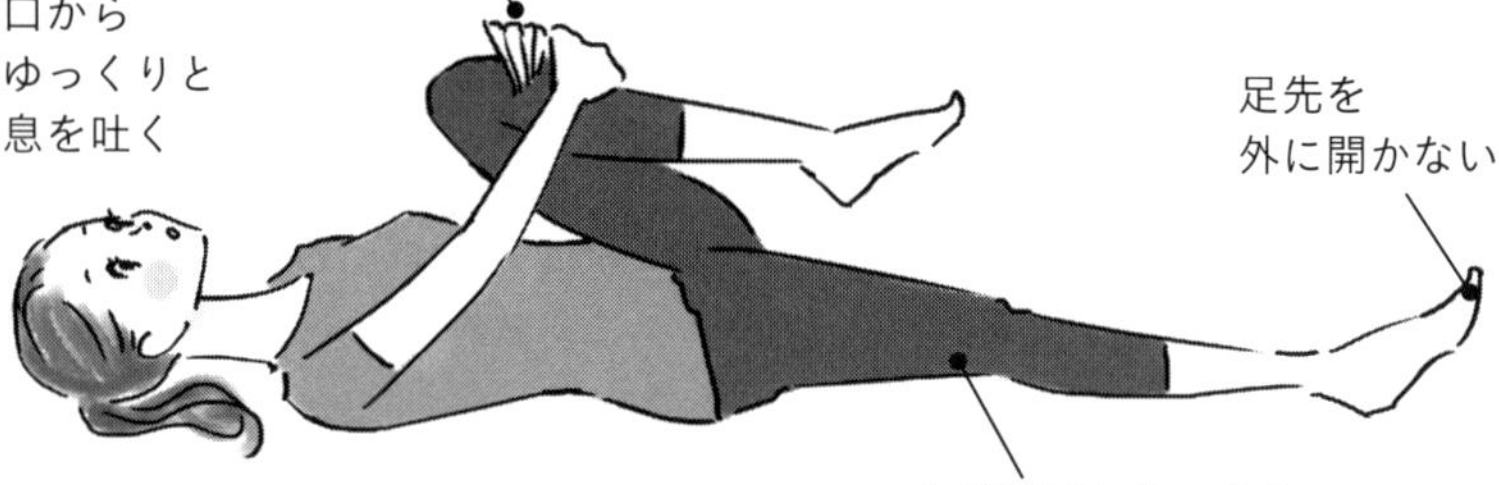

両手で
ひざ下を抱える
口から
ゆっくりと
息を吐く
足先を
外に開かない
ひざが浮かないように

2 鼻からゆっくりと
息を吸いながらひざを下げ、
両手をらくにする。

反対側も同様に

左右 3セット

股関節の曲げ伸ばしで骨盤底筋が伸縮する
ひざを曲げると下腹部に力を入れやすくなります。股関節が曲がると、お尻や腰、足の付け根、それらと連動する骨盤底筋が刺激されます。股関節を曲げると骨盤底筋は伸び、股関節を伸ばすと骨盤底筋が縮みます。

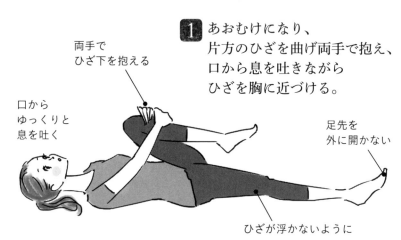

股関節ストレッチ③

1 両足を右側に曲げ、背すじを伸ばして座る。

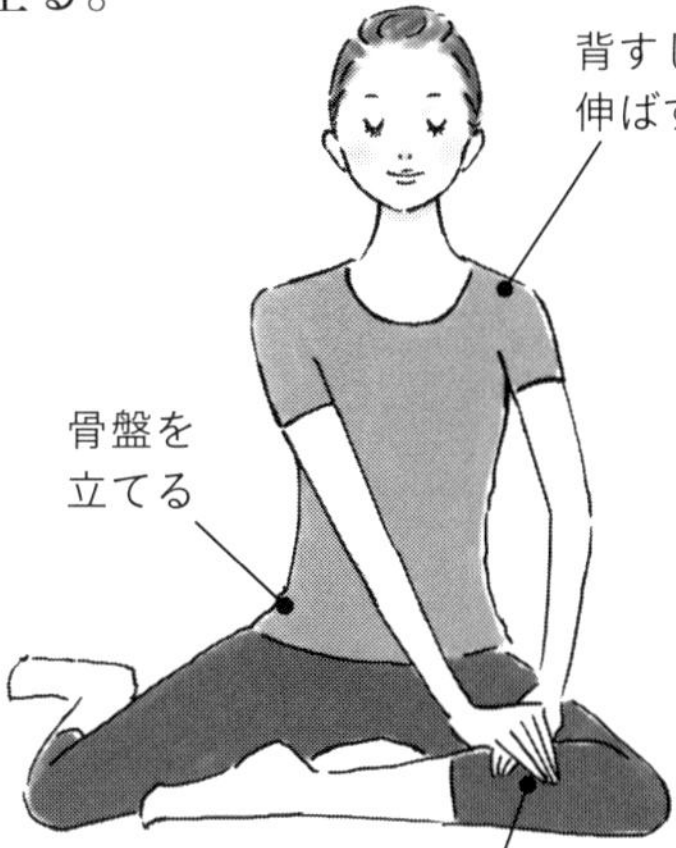
背すじを伸ばす
骨盤を立てる
両手で軽く押さえる

2 両腕を前に伸ばし、息を吐きながらゆっくり上半身をひざにつける。10秒間キープ。

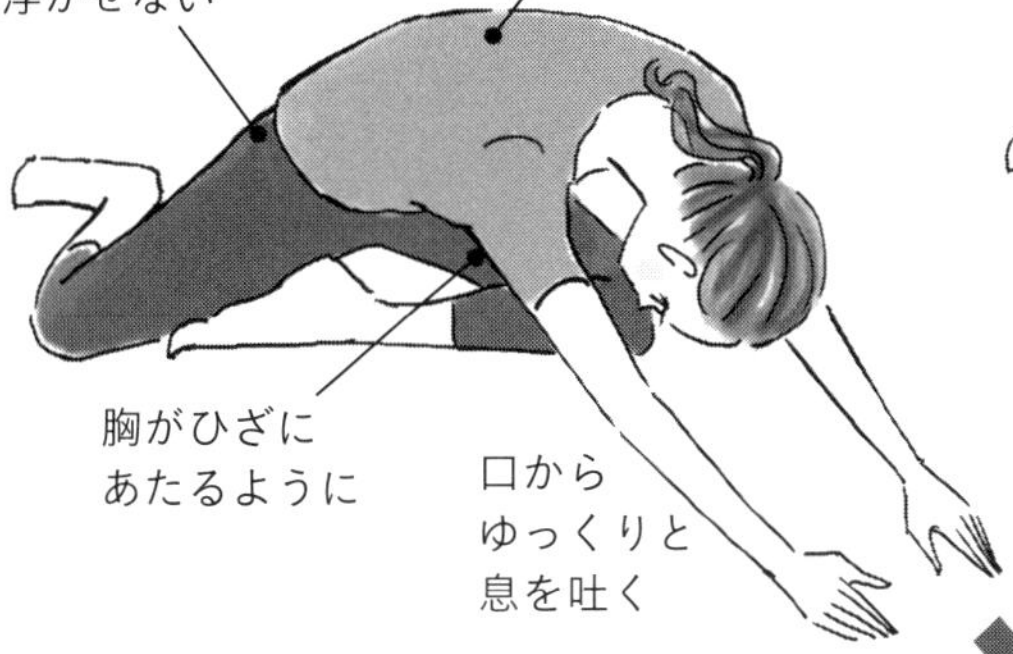
背すじを伸ばす
お尻を浮かせない
胸がひざにあたるように
口からゆっくりと息を吐く

3 鼻からゆっくりと息を吸いながら**1**の体勢に戻る。

3セット

足を逆にして同様に

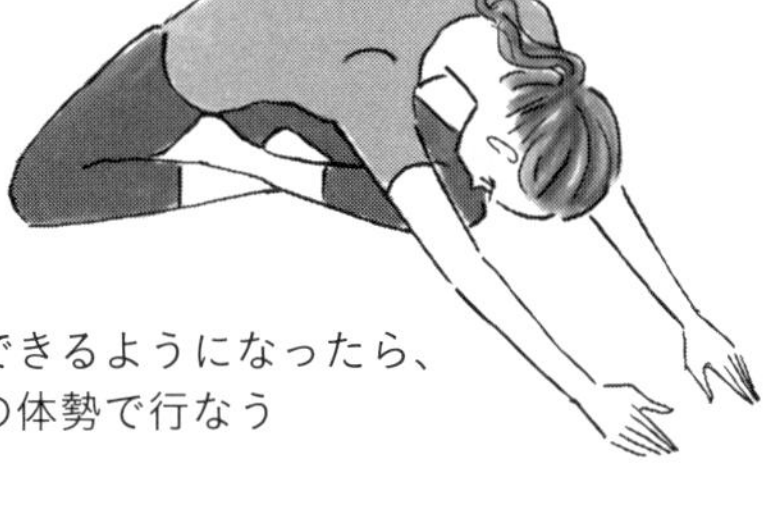

らくにできるようになったら、あぐらの体勢で行なう

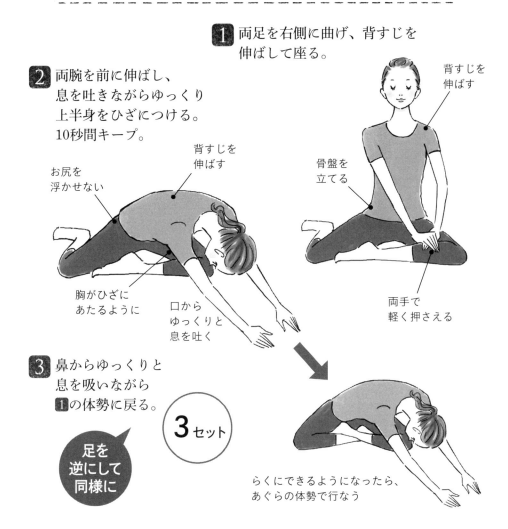

スクワット

骨盤底筋を意識しながらゆっくりと行ないます。

※ひざの痛みや変形性ひざ関節症などの疾患がある人は医師の許可を得てから行なってください。

1 両足を肩幅よりやや広く開き、つま先は30度ほど外に開いて立つ。

2 ひざがつま先の方向を向くように、ゆっくりと腰を落とす。
1 2をゆっくりと3回くりかえす。

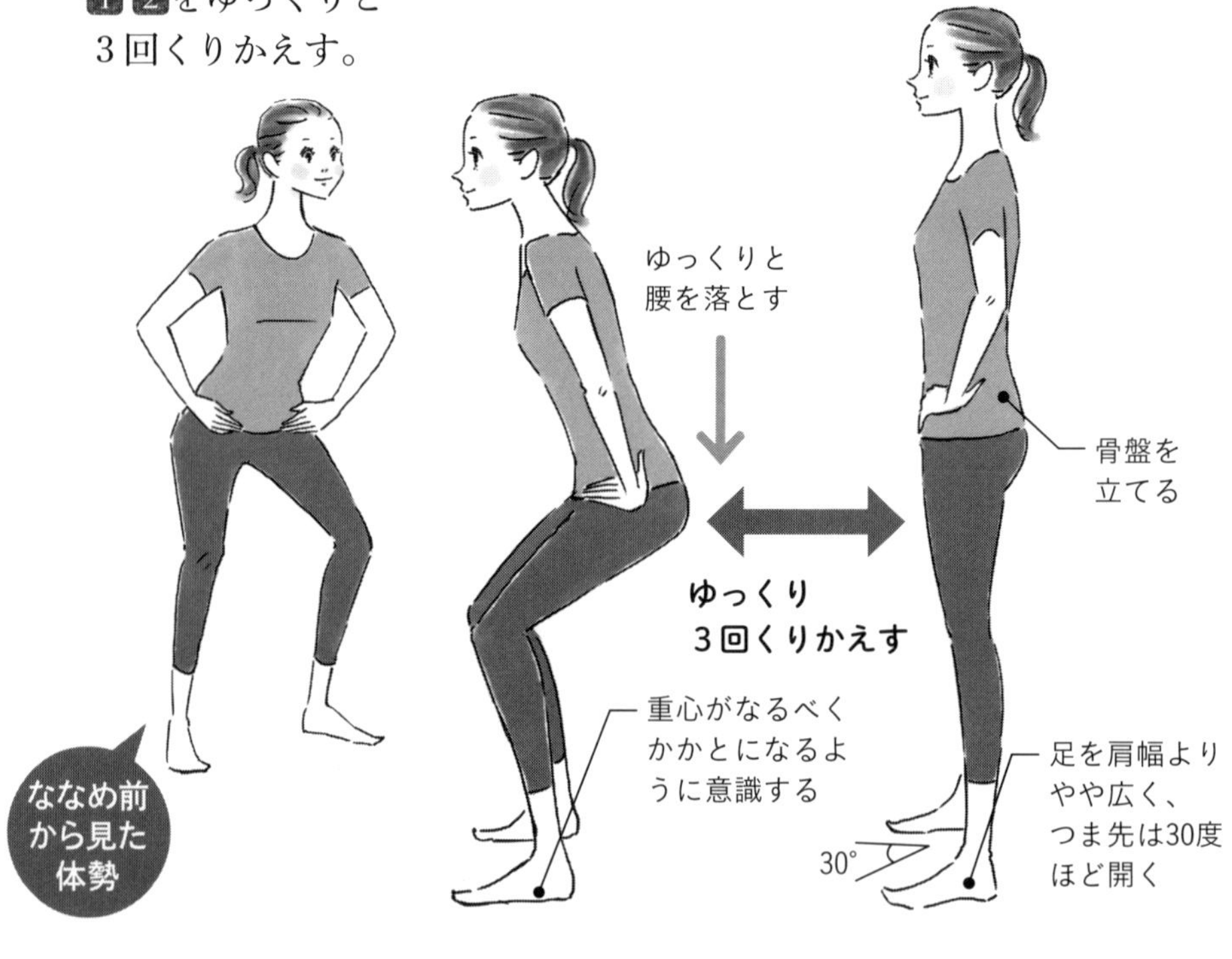

ななめ前から見た体勢
ゆっくりと腰を落とす
ゆっくり3回くりかえす
重心がなるべくかかとになるように意識する
骨盤を立てる
足を肩幅よりやや広く、つま先は30度ほど開く
30°

3 **2**の体勢で
ゆっくりと息を吸い、
3秒間キープ。

4 息を短く吐くのと合わせて、
跳ね上げるように腰を弾ませる。
3 **4**を3回くりかえす。

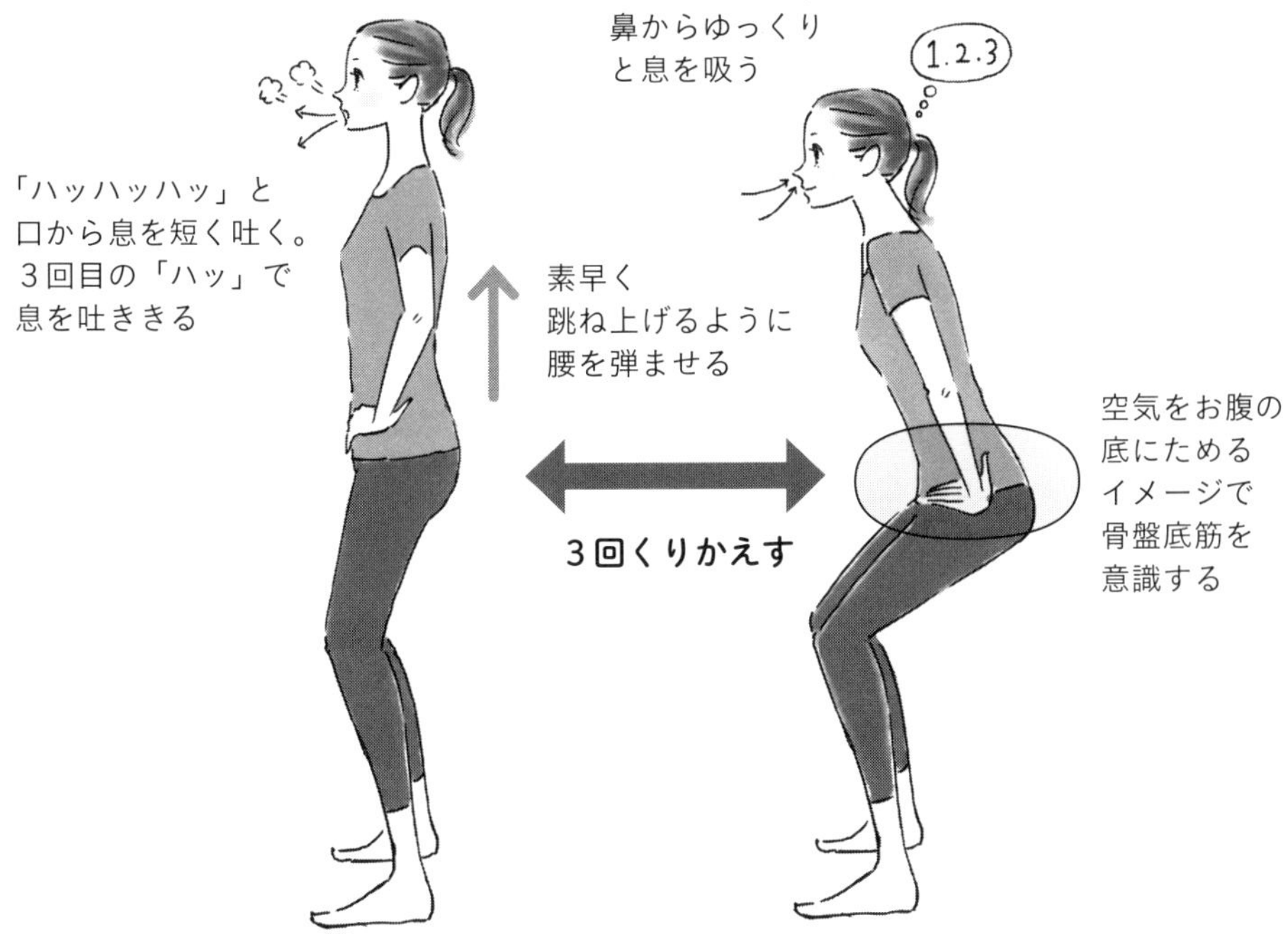
鼻からゆっくり
と息を吸う
1.2.3
空気をお腹の
底にためる
イメージで
骨盤底筋を
意識する
「ハッハッハッ」と
口から息を短く吐く。
3回目の「ハッ」で
息を吐ききる
素早く
跳ね上げるように
腰を弾ませる
3回くりかえす

骨盤底筋ピフィラティス
「スクワット」「ホバリング（92ページ）」「ランジ（94ページ）」は「骨盤底筋ピフィラティス」のトレーニングです。ゆっくりとしたくりかえし運動、姿勢の保持、リズム運動を組み合わせ、骨盤底筋を意識できない人でも効率よく鍛えることができます。身体を上下に跳ね上げる**4**の特徴的な動きはリズム運動で、骨盤底筋のうち速筋と呼ばれる線維を鍛えるので、尿もれの改善や予防に効果があります。

ホバリング

骨盤底筋と一緒に太ももの内転筋が鍛えられます。

※ひざの痛みや変形性ひざ関節症などの疾患がある人は医師の許可を得てから行なってください。

1 ひざ立ちをして両ひざを肩幅よりやや広く開き、左右の足先をそろえる。両手は腰にあてる。

2 上半身はまっすぐな姿勢のまま、ゆっくりと腰を落とす。**1** **2**を3回くりかえす。

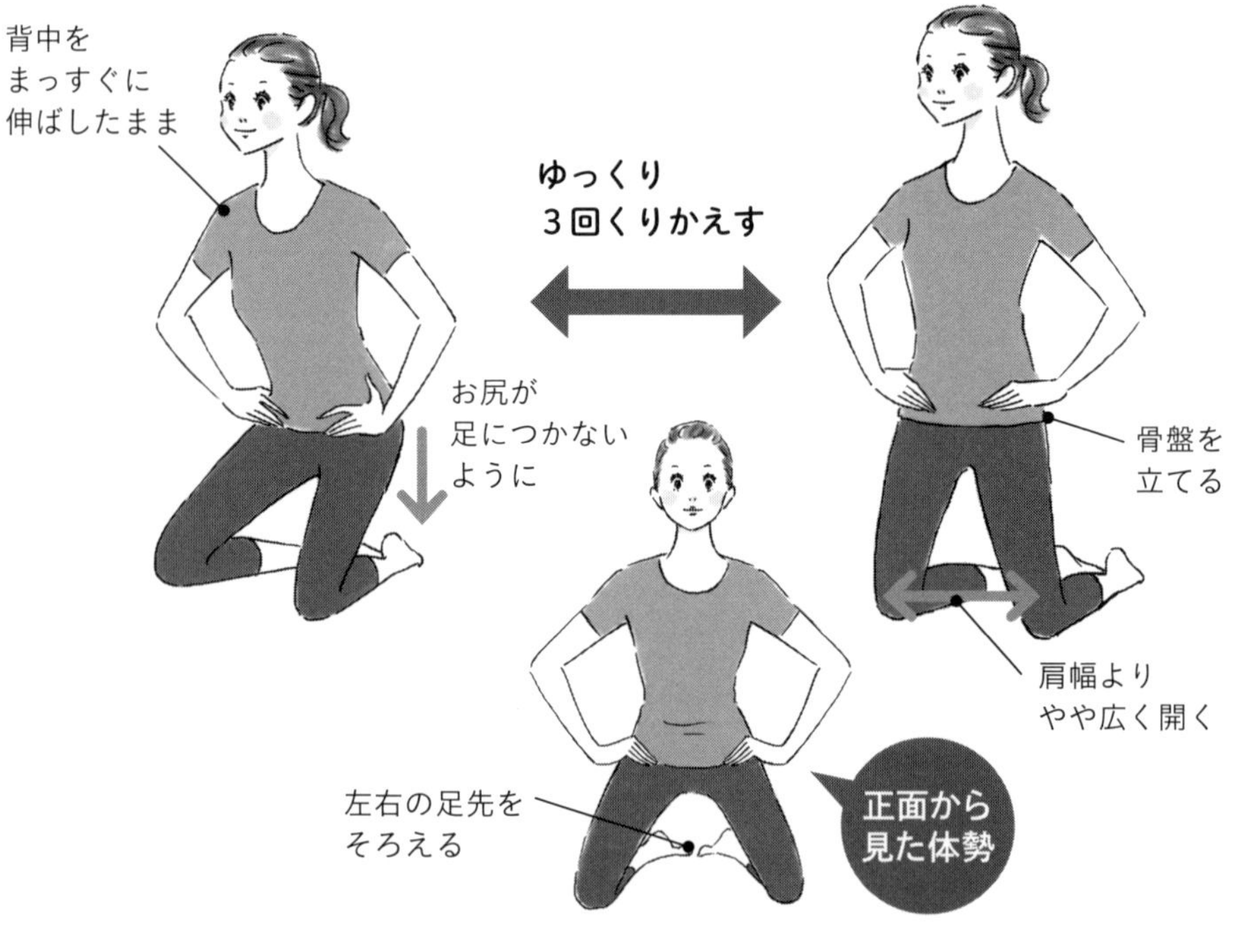

背中をまっすぐに伸ばしたまま
ゆっくり3回くりかえす
お尻が足につかないように
骨盤を立てる
肩幅よりやや広く開く
左右の足先をそろえる
正面から見た体勢

3 2の体勢でゆっくりと
息を吸い、
3秒間キープ。

4 息を短く吐くのと合わせて、
跳ね上げるように
腰を弾ませる。
3 4を3回くりかえす。

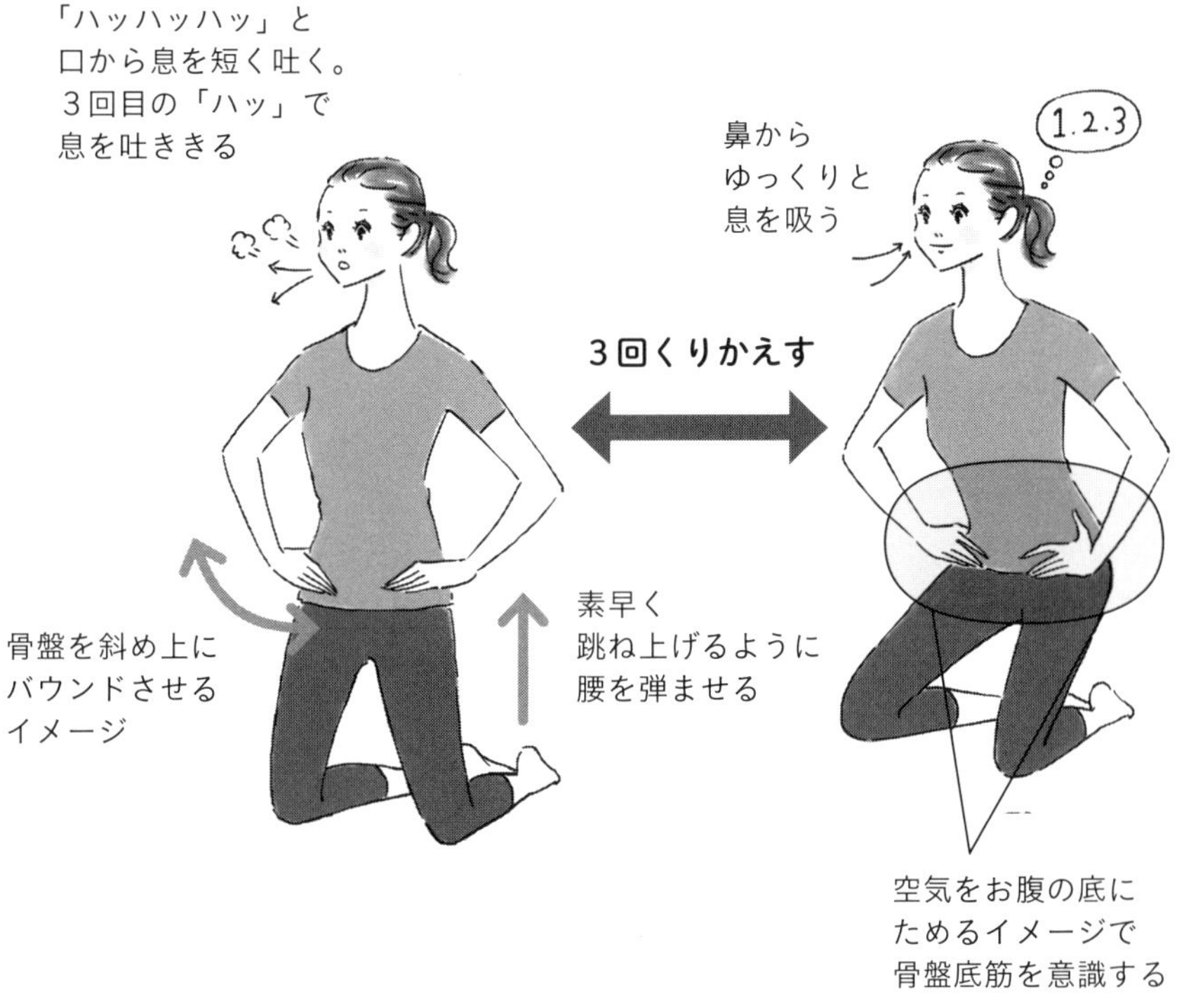
「ハッハッハッ」と
口から息を短く吐く。
3回目の「ハッ」で
息を吐ききる
骨盤を斜め上に
バウンドさせる
イメージ
素早く
跳ね上げるように
腰を弾ませる
3回くりかえす
鼻から
ゆっくりと
息を吸う
1.2.3
空気をお腹の底に
ためるイメージで
骨盤底筋を意識する

ランジ

骨盤底筋に加え、お尻や太ももの筋肉アップに効果的。

※ひざの痛みや変形性ひざ関節症などの疾患がある人は医師の許可を得てから行なってください。

1 両足をこぶしひとつ分空けて立ち、両手は腰にあてる。

2 片方の足を大きく１歩踏み出す。

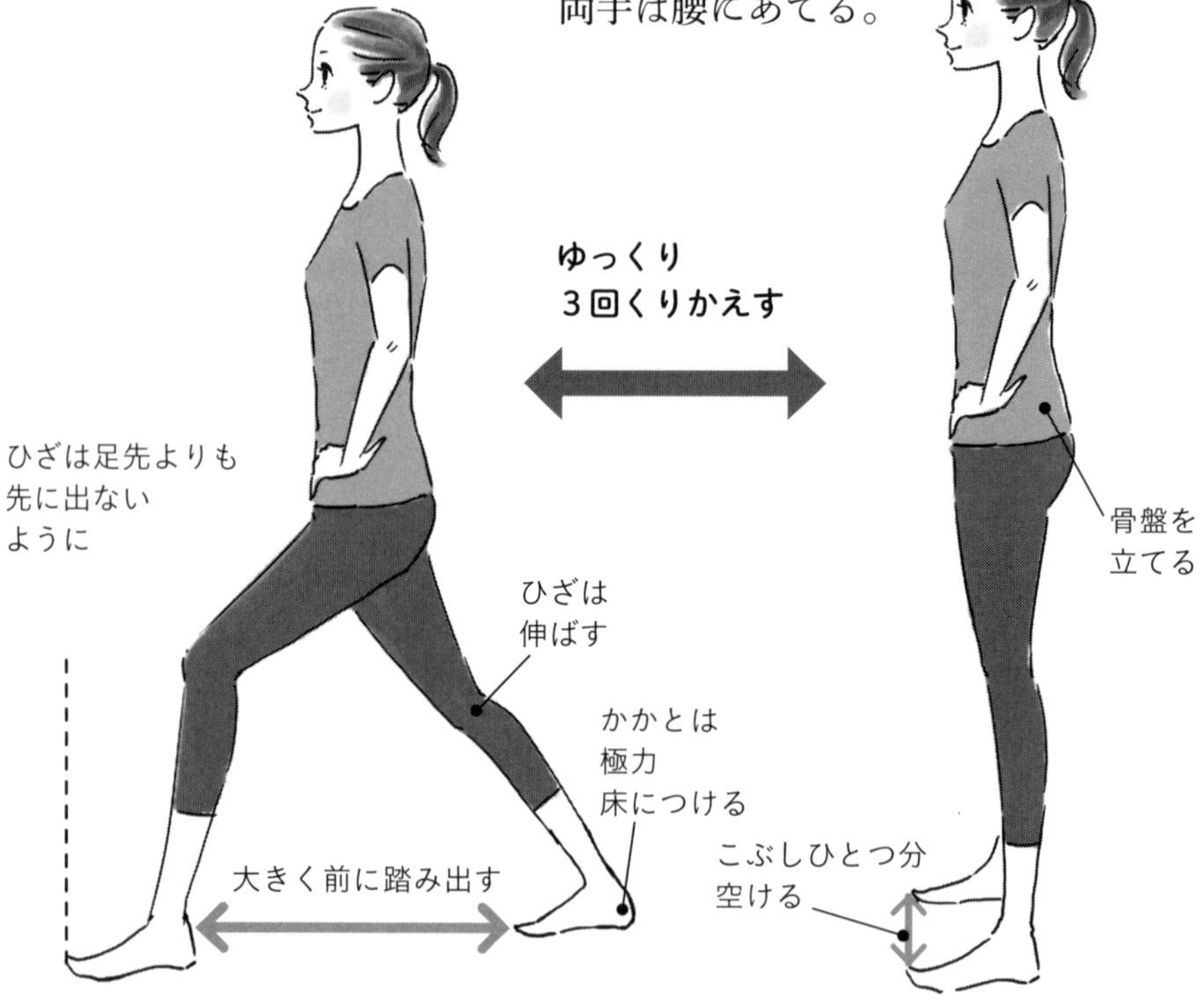
ゆっくり
3回くりかえす
ひざは足先よりも先に出ないように
ひざは伸ばす
かかとは極力床につける
大きく前に踏み出す
骨盤を立てる
こぶしひとつ分空ける

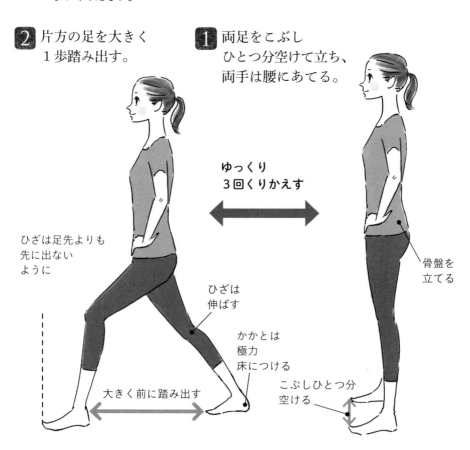

3 **2**の体勢で
ゆっくりと息を吸い、
3秒間キープ。

4 息を短く吐くのと合わせて、
跳ね上げるように腰を弾ませる。
3 **4**を3回くりかえす。

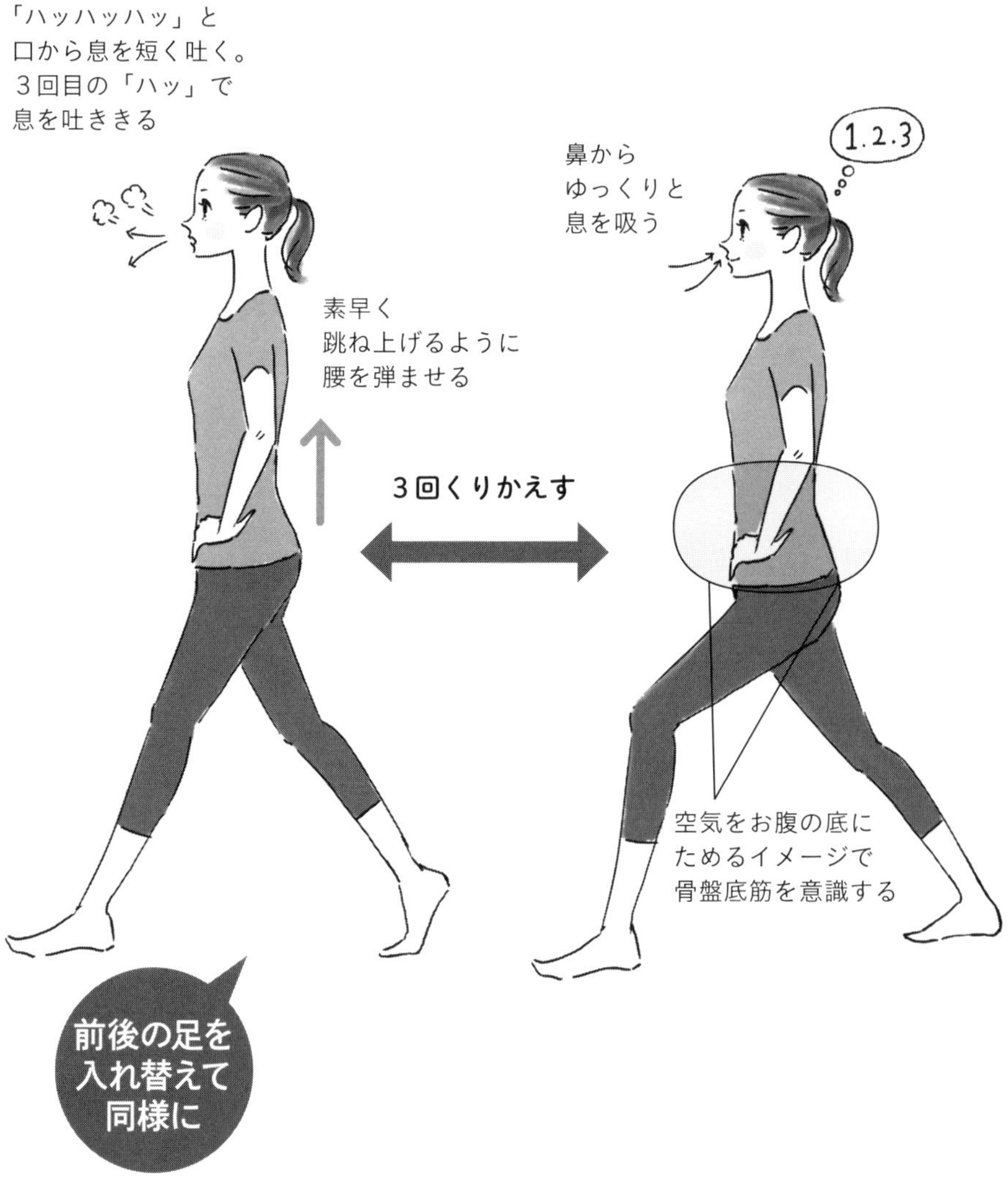
「ハッハッハッ」と
口から息を短く吐く。
3回目の「ハッ」で
息を吐ききる
素早く
跳ね上げるように
腰を弾ませる
3回くりかえす
1.2.3
鼻から
ゆっくりと
息を吸う
空気をお腹の底に
ためるイメージで
骨盤底筋を意識する
前後の足を
入れ替えて
同様に

寝たまま弾み

ひざや腰に痛みのある人は寝たままでトレーニングをしましょう。

※変形性ひざ関節症などの疾患がある人は医師の許可を得てから行なってください。

1 腕を枕にして横向きに寝て、もう片方の手を床について身体を支える。息を吸いながら足を上げる。

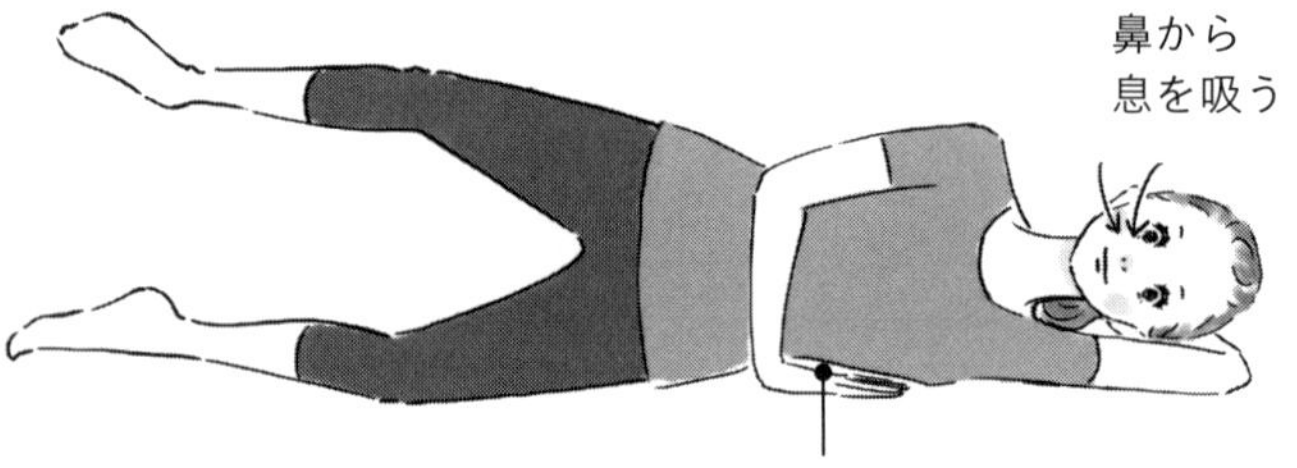
鼻から
息を吸う
床とウエストの間を
少し空ける
腕を枕にして
頭をのせる

2 口から息を吐きながら、ひざをさらに上げる。

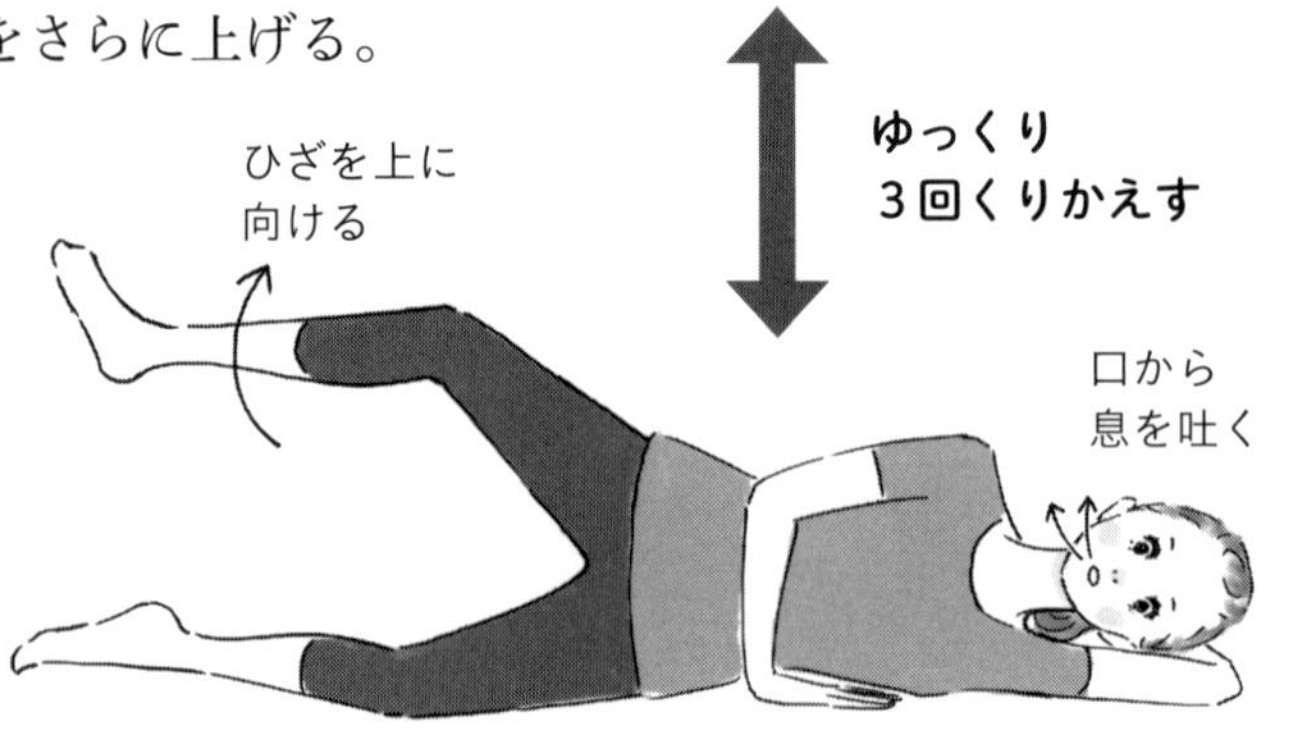
ゆっくり
3回くりかえす
ひざを上に
向ける
口から
息を吐く

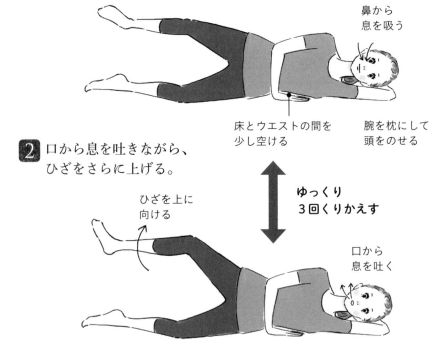

3 **2**の体勢でゆっくりと息を吸い、
3秒間キープ。

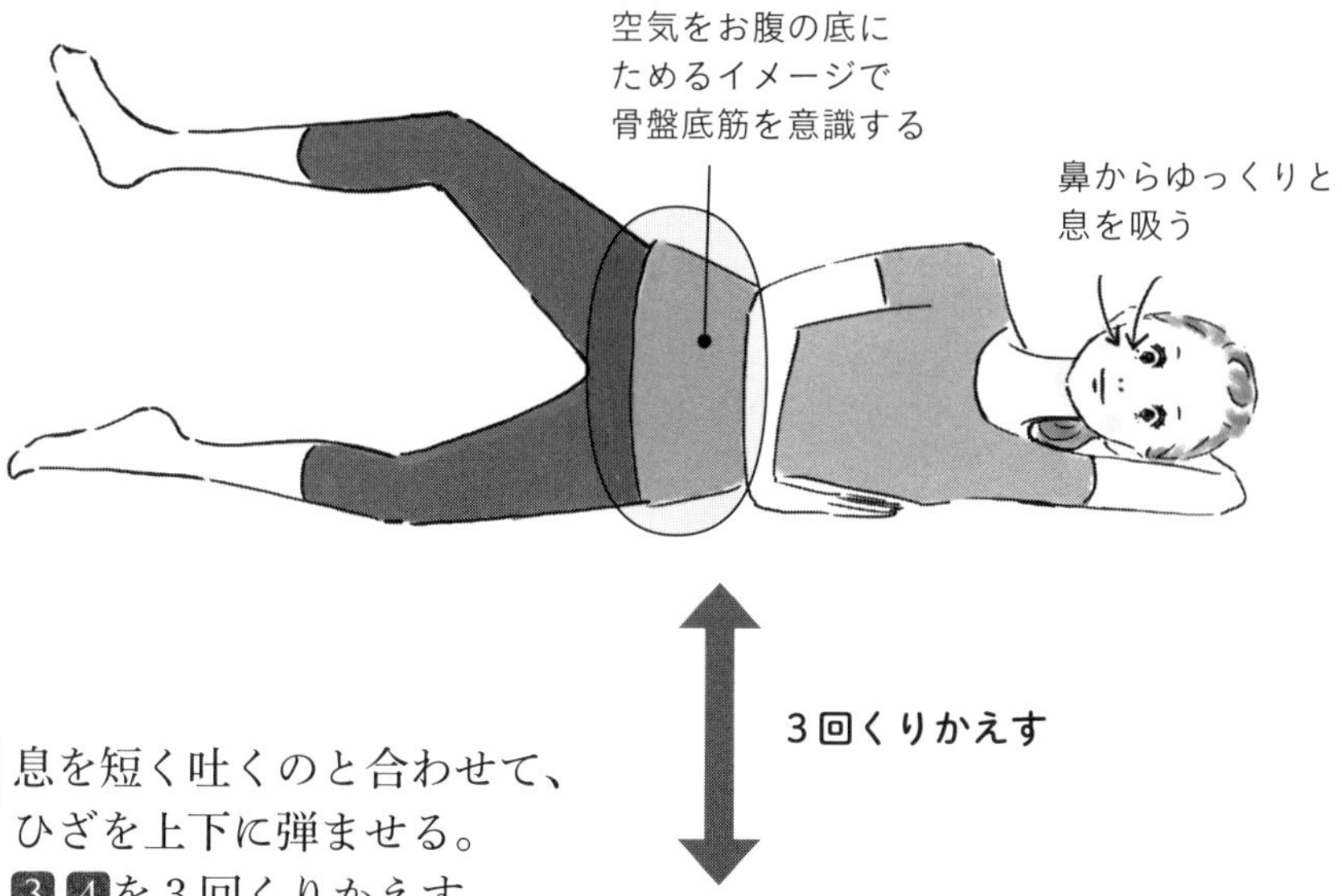
空気をお腹の底に
ためるイメージで
骨盤底筋を意識する
鼻からゆっくりと
息を吸う
3回くりかえす

4 息を短く吐くのと合わせて、
ひざを上下に弾ませる。
3 **4**を3回くりかえす。

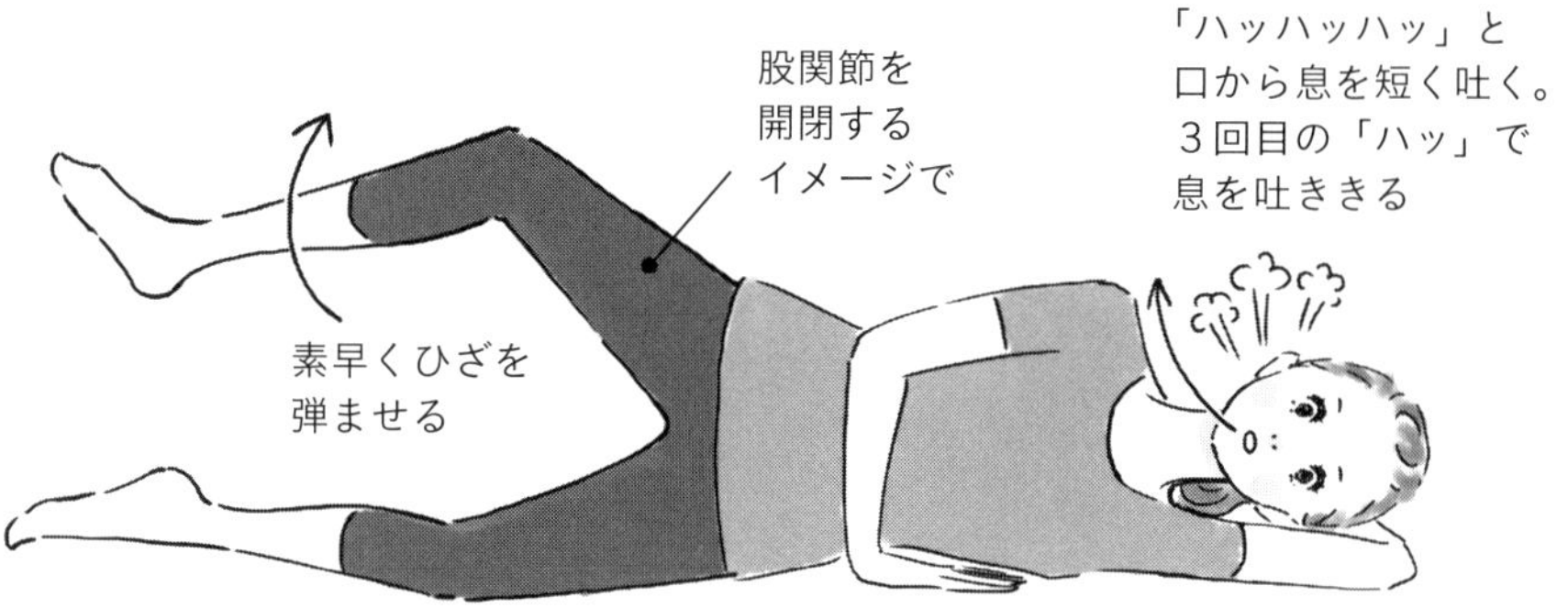
股関節を
開閉する
イメージで
「ハッハッハッ」と
口から息を短く吐く。
3回目の「ハッ」で
息を吐ききる
素早くひざを
弾ませる

反対側も同様に

ひざ閉じ弾み

骨盤臓器脱の改善・予防に効果的。足を広げず行なうため安全です。筋力が弱い人は片手をテーブルや椅子の背に置いて、体を支えながら行ないます。

1 両足をこぶしひとつ分空けて立ち、両手は腰にあてる。

2 息を吸いながらゆっくりと腰を落とす。**1** **2**をゆっくりと3回くりかえす。

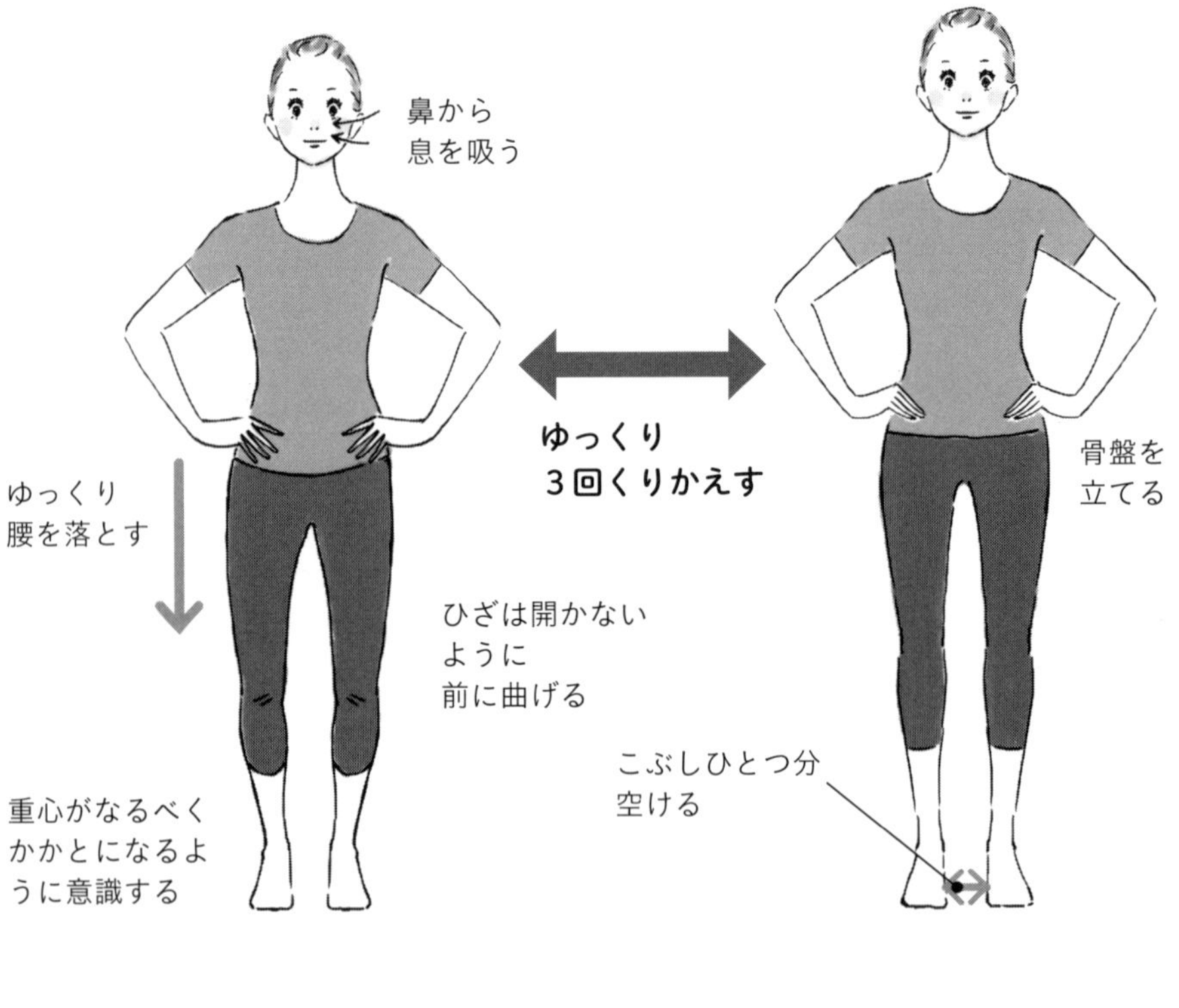

鼻から
息を吸う
ゆっくり
腰を落とす
ひざは開かない
ように
前に曲げる
重心がなるべく
かかとになるよ
うに意識する
ゆっくり
3回くりかえす
骨盤を
立てる
こぶしひとつ分
空ける

3 **2**の体勢でゆっくりと息を吸い、３秒間キープ。

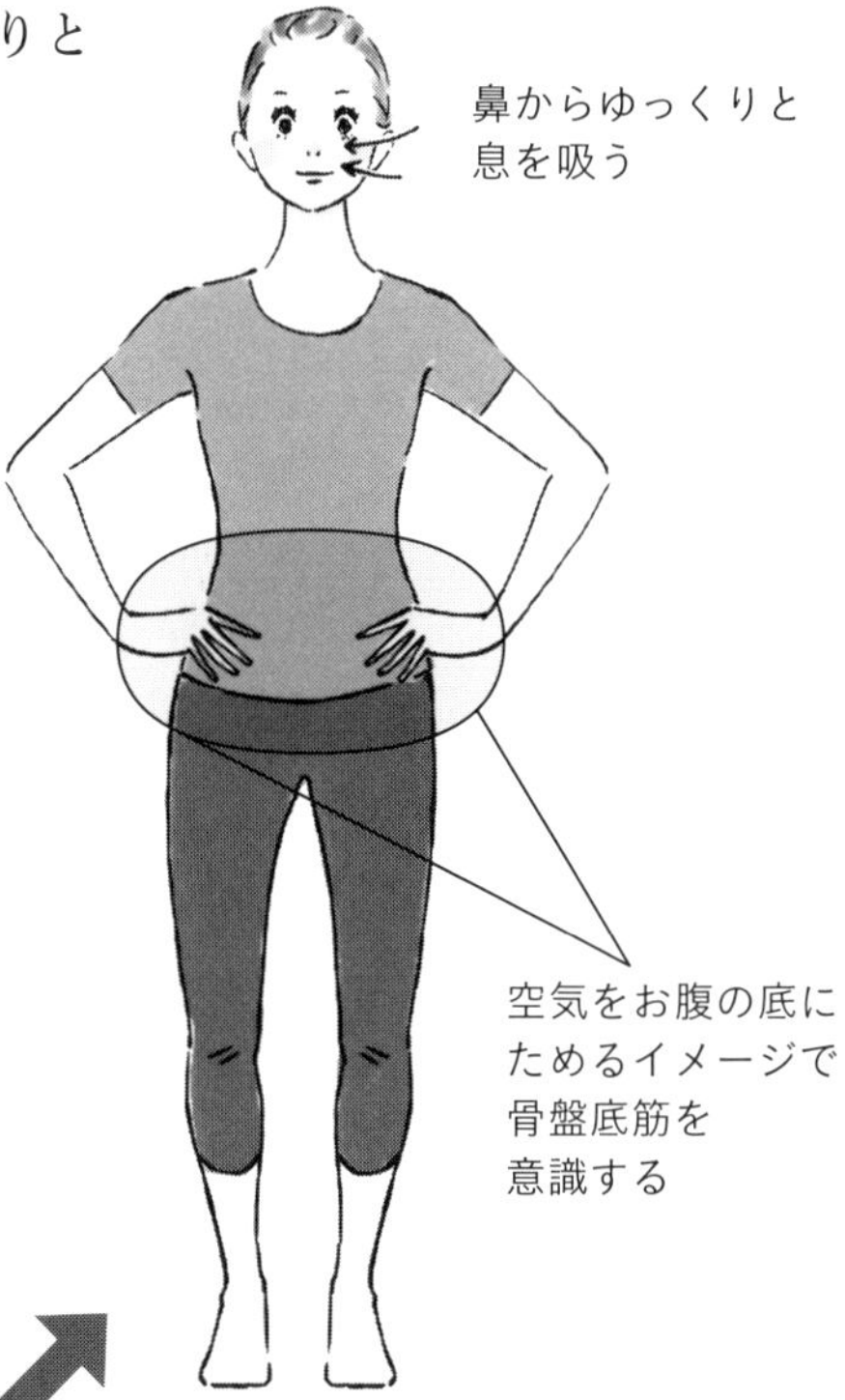
鼻からゆっくりと
息を吸う
空気をお腹の底に
ためるイメージで
骨盤底筋を
意識する

3回くりかえす

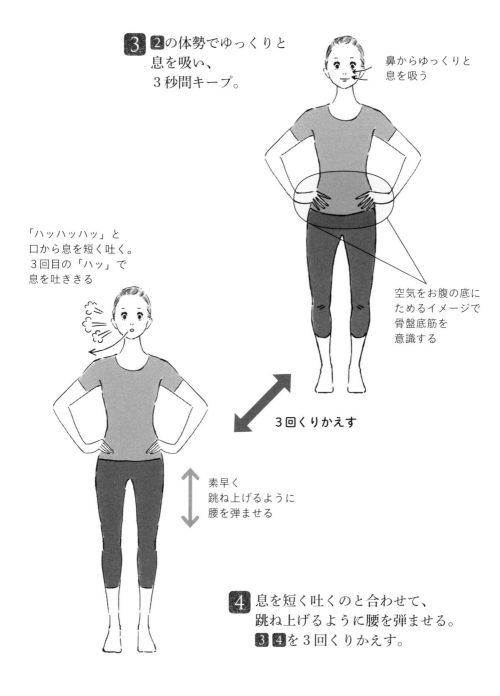

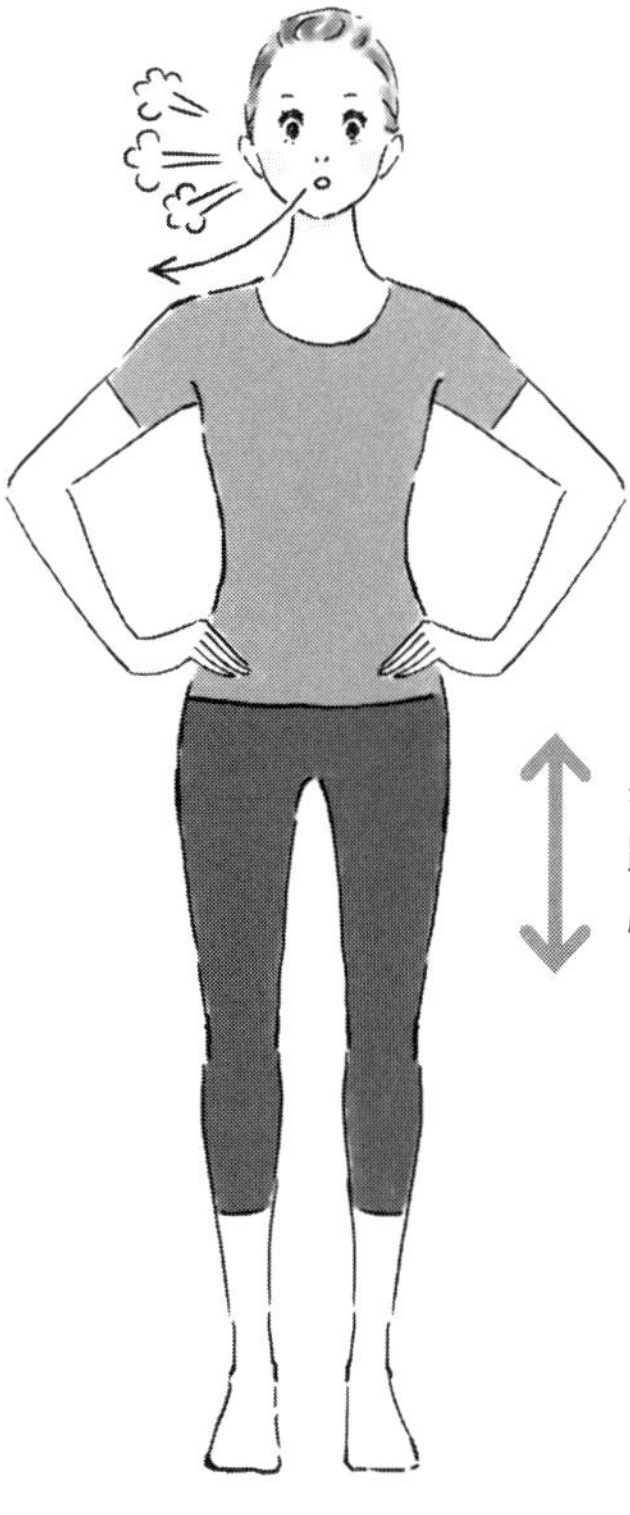
「ハッハッハッ」と
口から息を短く吐く。
３回目の「ハッ」で
息を吐ききる
素早く
跳ね上げるように
腰を弾ませる

4 息を短く吐くのと合わせて、跳ね上げるように腰を弾ませる。**3** **4**を３回くりかえす。

「デリケートゾーンケア」でキレイになる

健康な膣をつくる

第2章で、膣の劣化による不調について説明しましたが、第3章では、膣の劣化を防ぎ、健康な膣をつくるための方法をお伝えします。健康な膣とは、うるおいがあって感じる膣ということです。

膣の健康は、身体の健康を整えるだけでなく、心の安定にもつながります。

というのも、膣を意識して過ごすということは、自分が女性であることを深く感じることでもあるからです。自分の膣の健康に意識を向けはじめると、女っぷりも上がっていきます。本来もっている自分の女性性の豊かさをあらためて知ることができます。

「デリケートゾーンケア」は、いってみれば究極の女磨きです。

まずは自分で膣に触れるところから始めましょう。

腟まわりを洗う

外陰部は、ていねいにやさしく洗います。大陰唇、小陰唇はヒダをかきわけてきちんと洗います。そうすることで、においや黒ずみ、冷えなどが軽減されます。

爪を立てたり、ゴシゴシこすったりしてはいけません。腟の中は自浄作用があるので、ボディーソープは使いません。

腟まわりの保湿

腟まわりの皮膚は全身の他の皮膚よりも汗や分泌液にさらされる可能性が高く、炎症を起こしやすいため保湿が重要です。お風呂から出たら水気を取り除き、すぐに保湿アイテムを大陰唇、小陰唇、肛門のまわりにやさしく塗りこみます。

ふだんは全身スキンケア用のものでＯＫ。オイル、ワセリン、クリームやジェルタイプの専用の保湿アイテムもあります。薬局やインターネットで販売されています。

膣まわりのオイルケア

オイルを使って膣まわりのマッサージにチャレンジしてみましょう。直接外陰部や膣の中を指でマッサージするので、膣まわりの血行がよくなり、うるおいや弾力を取り戻せます。全身用オイルを用意します。爪を切っておくことを忘れずに。また体調がすぐれないときや、痛み、不快感のあるときは、無理せず中止します。

①外性器マッサージ

親指、人さし指、中指にオイルをたっぷりつけます。陰部全体をおおうようにしてオイルを塗っていきます。硬い部分はやさしくほぐすようにもみます。途中でオイルを指先につけ直すこともお忘れなく。

小陰唇は、指でつまむようにしてオイルを塗りこんでいきます。オイルをたっぷりつけた指を第2関節まで小陰唇の内側に入れ、やさしくゆっくりなでさすります。膣口周辺の粘膜にもオイルを塗ります。

最後にオイルをつけた指で会陰をやさしくなでながら塗りこみます。

②膣内マッサージ

人さし指にオイルをたっぷりつけ、静かに膣の中に入れていきます。第2関節くらいまで入るようになったら、膣の壁をゆっくり押していきます。

次にオイルをまんべんなくつけた親指を第2関節くらいまで入れていきます。指の腹を肛門側に向けてゆっくり入れていきます。膣のお尻側の壁を押していきます。

それが終わったら会陰マッサージに入ります。膣の中の親指と膣に入っていない人さし指で会陰の部分をはさみ、やさしくもみほぐします。

最後に手全体にオイルを塗り、肛門のまわりをもみほぐしながらオイルを塗りこみます。

膣へ指を入れるポイントは第2関節くらいまでで、さらに奥まで入れなくてもかまいません。また、無理に入れてはいけません。指でやさしく圧迫しますが、特に硬くしこっているのは4時から8時までの肛門側が多いので、この部分は痛気持ちよい感覚をあじわいましょう。不快感や尿意があったら、指を入れたままゆっくり腹式呼吸をします。それでも不快感があれば、マッサージは中止して、また次回にします。

電動マッサージ器を使う

膣に入れる電動マッサージ器やバイブレータを使用してもOKです。バイブレータはインターネットなどを利用し、通信販売で手に入れることができます。

最初は細いタイプから始めます。バイブレータにオイルをたっぷり塗ってゆっくりと膣に入れスイッチオン。膣が振動を感じます。慣れてきたら太いタイプも使用可能です。

さらにバイブレータを使ってのマスターベーションをおすすめします。閉経後は膣の健康を保つために定期的にバイブレータやダイレーターを使用したマスターベーションを行なうことが、最近の女性医学ではすすめられています。クリトリスでいくマスターベーションより膣を使ったマスターベーションは、さらに骨盤底筋を鍛えることに役立ちます。

マスターベーションにより、精神を安定させるセロトニンの分泌や快楽物質であるドーパミンの放出も得られ、うつうつとした気持ちも晴れます。特にドーパミンが増えると、女性ホルモンや男性ホルモンの分泌がよくなってツヤ肌になり、血液、リンパの流れもよくなり、性的意欲もアップするので、一段とみずみずしく美しくなります。また免疫力も高まります。

気をつけたい日常生活

腟にいい7つのポイント

「ちつケア」を継続することに加えて、日常生活での心がけも大切です。どれもちょっと意識していれば実現可能。やがて習慣になっていくことでしょう。毎日のことなので、日常生活のちょっとした意識改革が健康と美容の差につながりますよ。

ポイントは7つ

①姿勢を意識する
②左右交互にカバンを持つ
③階段を使う
④きつい下着はNG
⑤身体を冷やさない
⑥リラックスタイムを設ける
⑦香りを楽しむ

①姿勢を意識する

立つ姿勢と座った姿勢は78・79ページで紹介した通り。お尻に力を入れて背すじをまっすぐに伸ばします。座っているときは骨盤を立てるように意識しましょう。

次に歩く姿勢です。イラストのように正しい歩き方を意識します。「肛門」と「膣・尿道」を締めます。だらだら歩かず、歩幅を広げてある程度のスピードで歩きましょう。

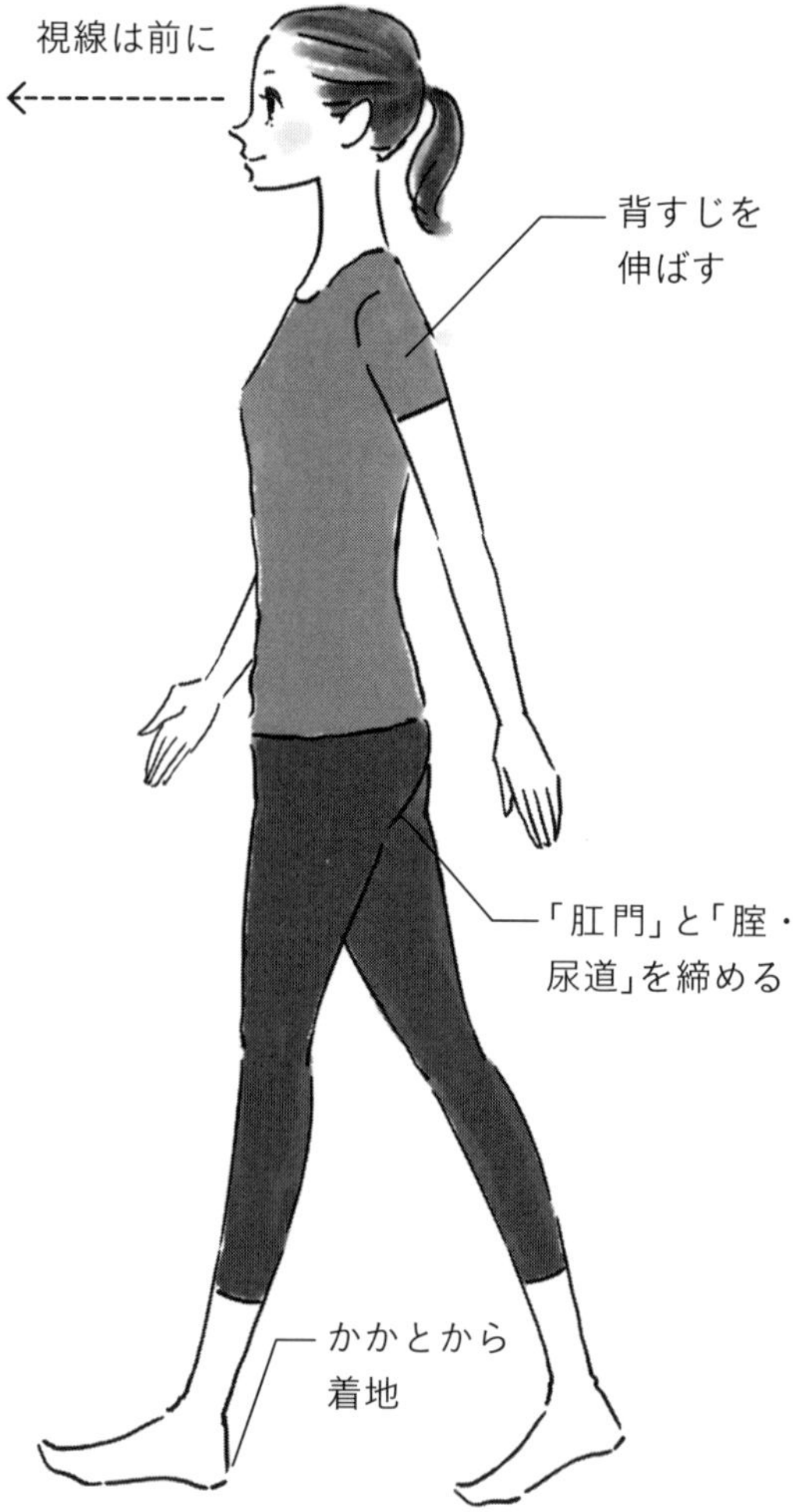

視線は前に
背すじを
伸ばす
「肛門」と「膣・
尿道」を締める
かかとから
着地

②左右交互にカバンを持つ

ショルダーバッグを持つときに、片側の肩にばかりかけていませんか？　また重いカバンを片側だけで持っているのもよくありません。これらにより、骨盤にゆがみが生じます。骨盤のゆがみは骨盤底筋のゆがみにつながります。

③階段を使う

日ごろ運動していない場合は、エレベーターを使わず階段で上り下りをしましょう。少しでも運動量を上げるためです。このときも、「肛門」と「膣・尿道」を締め、ねこ背にならないよう正しい姿勢をキープして上り下りします。

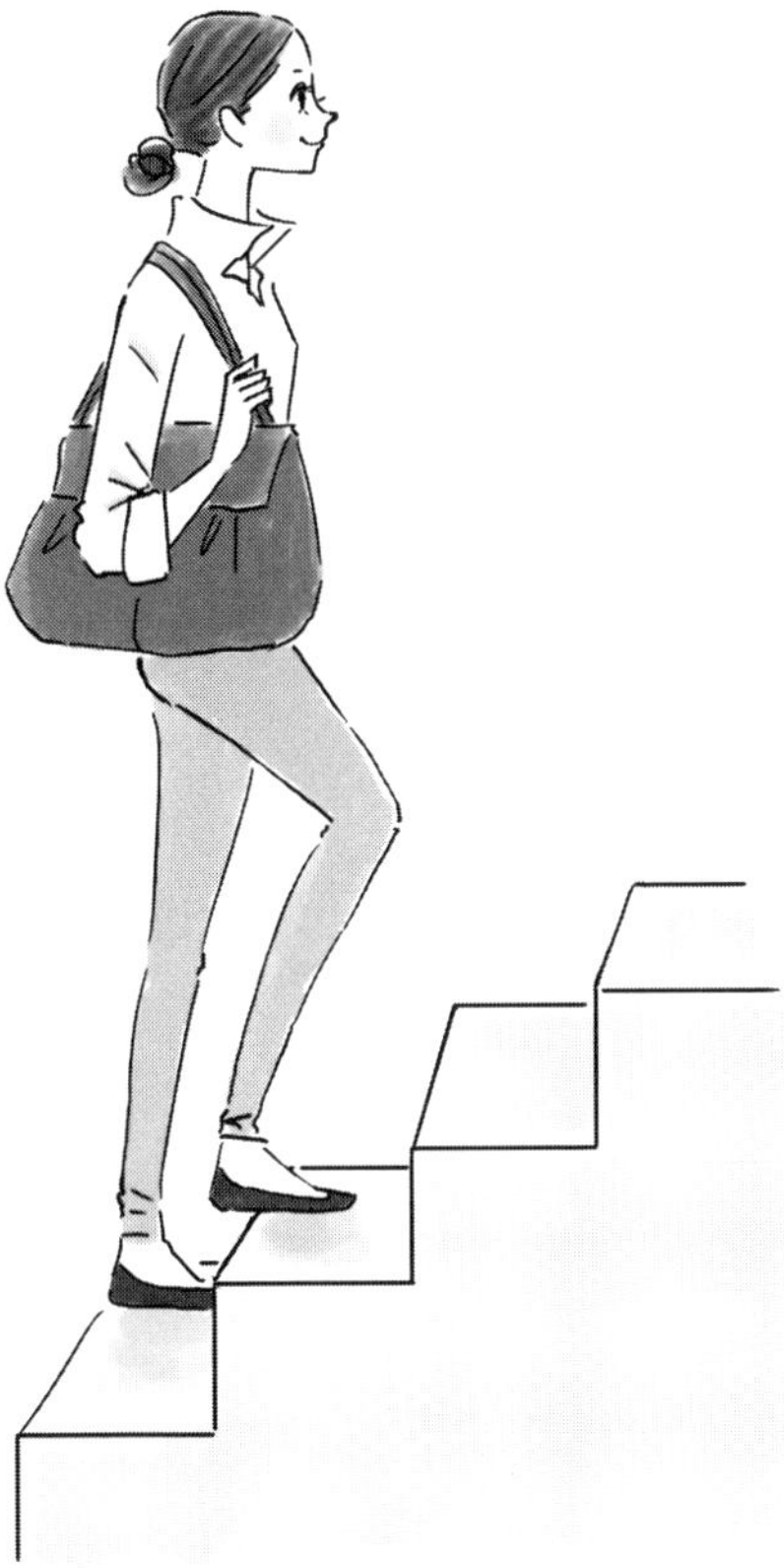

④きつい下着はNG

お腹まわりをスッキリ見せたいからとガードルをはいていませんか？　実はガードルはお腹まわりを締めつけているので、腹圧がかかって骨盤底筋にダメージを与えます。

ボディーラインを調整する下着よりも、保温力にすぐれたものを身につけましょう。

⑤身体を冷やさない

水の飲み過ぎ、冷たい飲み物をよく飲む、身体を冷やすような衣服の選択は望ましくありません。

身体を冷やさないように、首、手首、足首を冷やさないことを意識します。夏でも薄手のカーディガンやストールを持ち歩き、エア

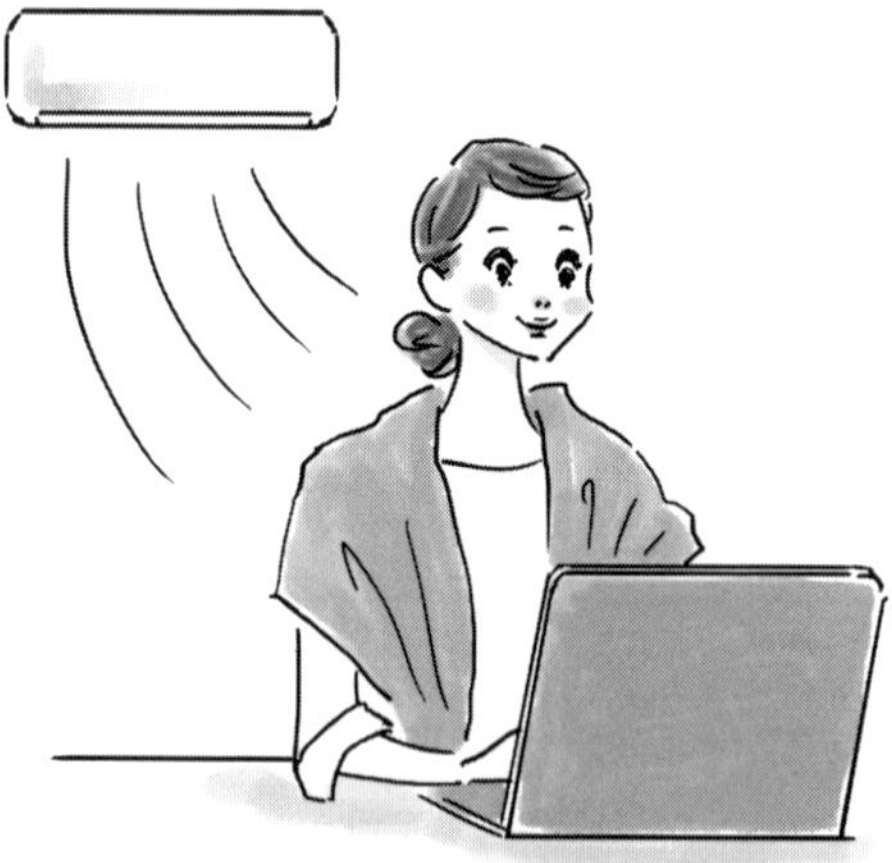

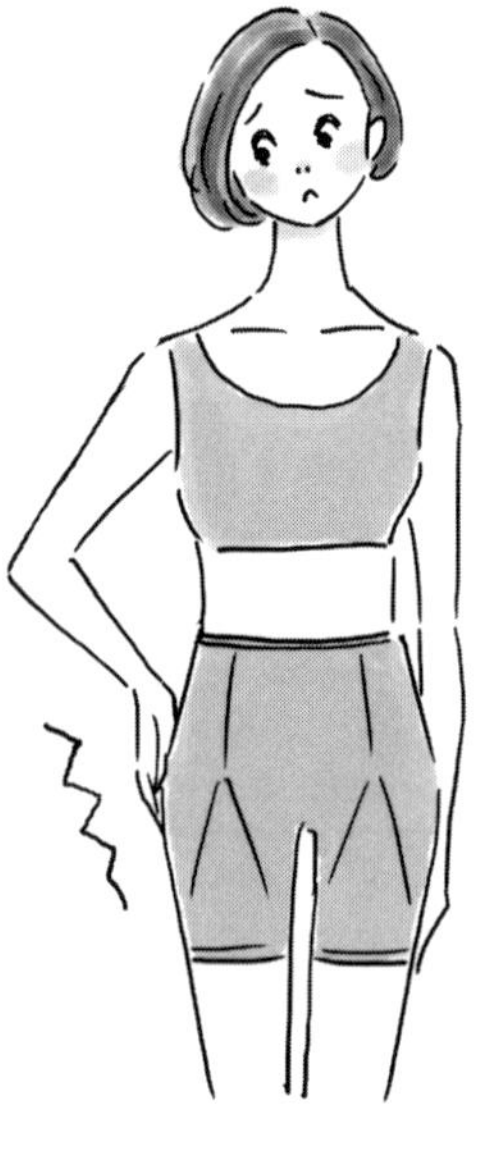

コンから身体を守りましょう。

⑥リラックスタイムを設ける

ストレスは自律神経を乱し、身体機能の低下を招きます。1日1回は、心身ともにリラックスできる時間を意識的につくりましょう。

好きな音楽を聞く、のんびり入浴するなど、わずかな時間でいいので、必ずリフレッシュすることを忘れないでください。

⑦香りを楽しむ

女性ホルモンの分泌量が減少すると、皮膚や皮下組織が衰えることは既に説明しましたが、骨盤底も女性ホルモンの影響を大きく受

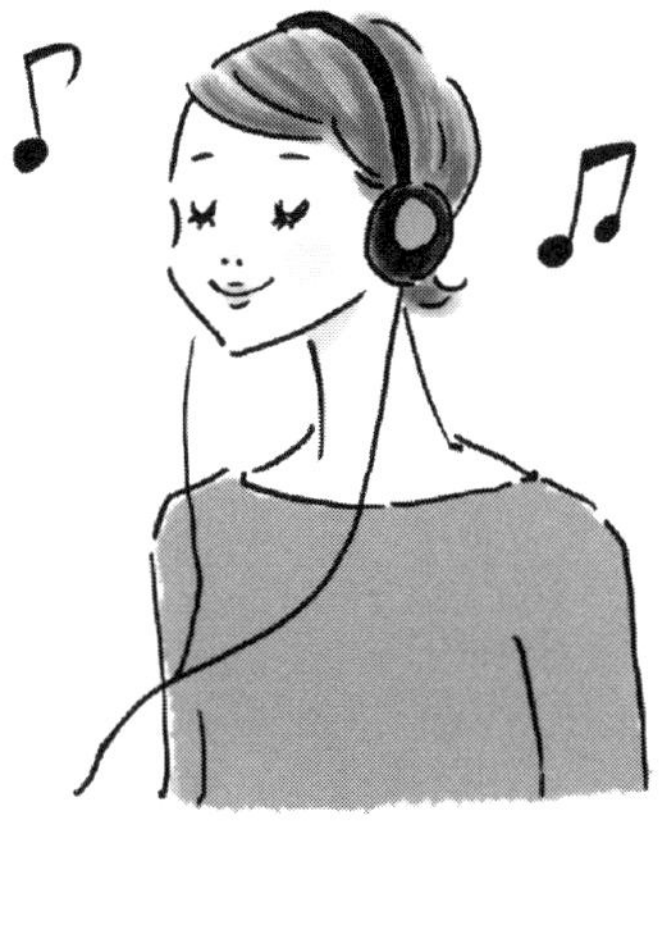

けます。

ローズ、クラリセージ、ゼラニウムなどのエッセンシャルオイルには、女性ホルモンの分泌に働きかける作用があるといわれています。ラベンダーやカモミールには鎮静効果があり、心を穏やかにしてくれます。

日常生活にアロマ効果を取り入れてみましょう。カップにお湯や水を注いで、エッセンシャルオイルを2～3滴落としたり、ガーゼなどにオイルを垂らしたりして香りを楽しみます。

優雅な気分を味わえます。

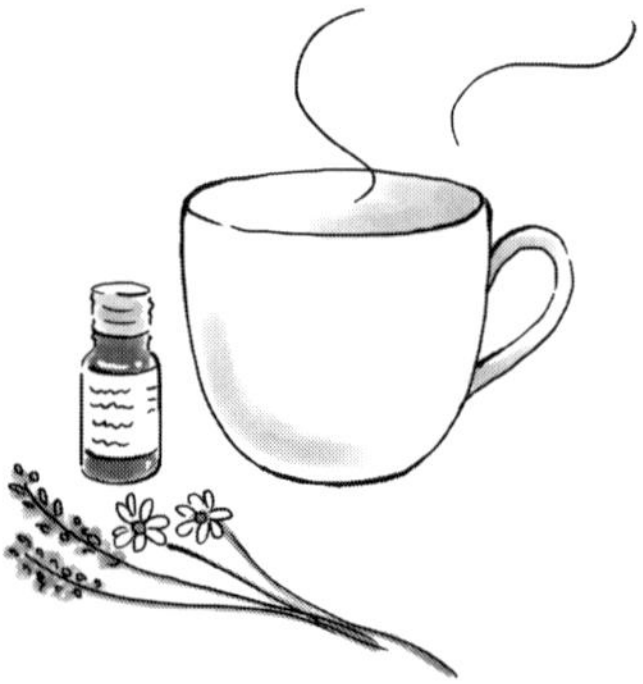

第4章

「ちつケア」でこんなに変わる

体験談
～女性医療クリニック・LUNAグループを受診して～

50代　体型の変化、髪ツヤの喪失、シミ・シワ、閉経で女性としての自信喪失

〈54歳　主訴：性交痛　既往歴：特になし　閉経：51歳〉

５年くらい前から性交痛が始まり、ホットフラッシュや全身の皮膚のかゆみ、においに過敏な自分に気づきました。でも、これこそが更年期障害と放置していました。まもなく陰部の乾燥が気になりはじめ、53歳ころには、それまで１日５～６回だった排尿回数が８～９回に増えました。

髪の量は減少。体重は10年前より３キロ増加。お腹まわりに肉がついた気がして、いやだなと思っていました。額と目尻のシワ、こめかみのシミも目につきました。

まもなくセックスの後に膀胱炎《ぼうこうえん》を発症することが多くなり、性交痛も強くなって、セックスをつらく感じるようになりました。そこで思いきって受診しました。

クリニックでは、陰部の診察で尿道口の円形化と腟の乾燥を指摘されました。診断はGSM(閉経関連尿路生殖器症候群)。

保湿美容液を1日1回外陰部に塗布してデリケートゾーンをケアする。セックスをするときは痛みのあることをパートナーに伝え、ジェルを使用する。これら2点の指導を受けました。ジェルについては、濡れにくいことを補うジェルではなく、たっぷり使用して楽しむジェルとして積極的に使用するようすすめられました。

2カ月ほど経ち、性交痛、外陰部乾燥感、再発性膀胱炎の症状はほぼ改善したところ、エイジングケアとして腟のレーザー治療があることを知り、試してみました。腟の締まりと濡れがよくなり、セックスの満足度がアップ。

体重についても相談したところ、骨盤底筋トレーニング(82ページ)と、スクワット(90ページ)、ホバリング(92ページ)、ランジ(94ページ)を指導されました。1日1回10分を続け、2カ月で3キロ減量に成功。姿勢もよくなり、スタイルがよくなった気がします。女性としての自信も回復。

効果を実感できたことで、美に対する意識が高まりました。増毛、シワへのボトックス注射、シミのレーザー治療など、この先予算を立てて計画的に進めていこうと考えています。

60代　尿もれ、頻尿が気になる

〈67歳　主訴：尿もれ、頻尿　既往歴：55歳から高血圧〉

60歳ころ、突然の尿意にトイレに駆け込む尿意切迫感が出現。1日6～7回だった排尿が9～10回と回数も増えました。さいわい尿もれはありませんでした。

ところが、65歳のとき症状が悪化。トイレにたどりつく前に尿がもれてしまうようになりました。ほどなく1週間に2～3回以上尿もれが起こるようになり、常時、尿もれパッドを装着しなければならなくなり、受診しました。

クリニックでは、尿検査、超音波検査、外陰部の診察などを受け、過活動膀胱との診断。内服薬が処方されました。

投薬で排尿回数は、以前のように6～7回くらいになり、治療満足度70%。残り30%は、尿意切迫感。すると、骨盤底筋トレーニングなどをすすめられました。理学療法士とともに1カ月に1回、合計4回の骨盤底リハビリテーション。結果、骨盤底筋が鍛えられてきたのだと思います。急な切迫尿意がきたとき、骨盤底筋を収縮させることで尿意を低下させることができるようになりました。今は尿もれパッドを使わずに暮らしています。

70代　尿もれ、臓器下垂感、足腰に不安

〈78歳　主訴：尿もれ、臓器下垂感　既往歴：70歳から骨粗鬆症の治療。高血圧、脂質異常症の治療中〉

現在はひとり暮らしをしています。自分の身のまわりのことはなんでもできますし、友人もいて、困っていることはありません。ただ、70代半ばから頻尿があり、1日9～10回くらいトイレに行っていました。半年くらい前から入浴中に陰部にピンポン玉のようなものが触れるようになったため、クリニックを受診しました。

診察結果は、骨盤臓器脱の一種、膀胱瘤でした。手術という方法もあるそうですが、まずはペッサリーという腟内装具を試してみるようすすめられました。老眼鏡や入れ歯と同じようなものだと説明されました。なんでもやってみたいという性分もあるかとは思いますが、老眼鏡と同じようなら、とペッサリー療法をお願いしました。

まずはビデオを見ます。その後、看護師さんの説明を受けました。指導されたように行なっていると、特に問題もなく毎日交換できるようになりました。ペッサリー療法で頻尿は改善し

ましたが、階段を下りるときに少し尿がもれると先生に相談すると、理学療法士による骨盤底リハビリテーションをすすめられました。骨盤底筋トレーニングと、スクワット、ホバリング、ランジなどの下腿の筋肉トレーニングです。足腰が弱い私にも、これらのトレーニングは負担なくできました。それどころか、毎日続けるうちに、尿もれがなくなり膀胱瘤もおさまっただけでなく、足腰も強化されたように感じています。というのも、以前から週3回、1時間の散歩を欠かさず行なっているのですが、身体が軽くなりました。

また、ペッサリー療法と骨盤底リハビリテーションを複合的にがんばったおかげだと言われましたが、今は外出時や長く立ち仕事をするときだけペッサリーを使えば大丈夫になっています。

受診をきっかけに尿もれ、臓器下垂感が解決するだけでなく、思いがけず女性外来とはまったく関係ないと思っていた足腰の弱りまで改善することができて、驚きを隠せません。来る80代も元気に過ごせそう。そんな安心材料を手にすることができました。

人には聞けない あのこと・このこと

Q1 セックスレスをなんとかしたい。

結婚30年を超える夫婦です。いつの間にかセックスレスですが、自分から夫を誘う勇気がありません。閉経しています。

A この本を見せてはいかがでしょう。

閉経後に性欲が①変わらない人、②減る人、③増す人は、それぞれ3分の1くらいずつ。

閉経後に性欲が増すには理由があります。閉経して卵巣から分泌される女性ホルモンは低下しますが、副腎から分泌される男性ホルモンは低下しません。そのため相対的に男性ホルモンが優位となり、結果、脳内ホルモンのドーパミンが増加して、性欲が増すのです。

ですから、閉経後、性欲が増すのは、むしろ自然なことです。この本をパートナーに見せ、私は③タイプみたいと、この本を読んでもらってはいかがでしょうか。後は本が説明してくれますので、特別な勇気はもたなくて大丈夫だと思います。

Q2

60歳を超えていますが、セックスがしたいです。

そんな私は異常ですか？

A 異常ではありません。

60歳を超えても性生活を維持している女性は20～30％とされています。このように、60歳を超えても性欲があるのは、Ｑ１でもお話ししたように、異常なことではありません。パートナーに自分の性的意欲の上昇を伝えましょう。

パートナーがいない場合は、決して恥ずかしいことではないので、新たなパートナーを探すのがいいと思います。とはいえ、女性のほうが男性より長生きする傾向なので、女性にとっては、高齢になるほどパートナー候補の絶対数は減ってしまいます。

理屈だけで考えるなら、健康状態のよい高齢男性は、両者の合意があるのなら、複数の高齢女性のセックスパートナーになるのがいいということになります。

しかし、倫理や法律から考えると、そう簡単に解決できる問題ではありません。

Q3 セックスをしたがる夫と、どう折り合いをつければいい？

手をつないだりハグをしたりするだけで満足ですが、夫はセックスをしたがります。

A ハグを続けていきましょう。

カップルの2人ともセックスをしたい場合と、2人ともセックスをしたくない場合は、医学的な治療対象になりません。2人は合意できるからです。問題は片方がセックスしたいのに片方がしたくない場合です。治療やカウンセリングの対象となります。

まず、ハグはいいけれどセックスはしたくないという自分の気持ちを伝えます。ハグなどであっても、パートナーに刺激されていると性欲が起こる人は多いものです。

①日常生活でも性欲がある。②パートナーに刺激されると性欲が起こる。③パートナーに刺激されても性欲は起こらないが、セックスをすることで、ある程度満足感を得られる。④刺激されても性欲は起こらず、セックスをすることが苦痛である。①〜③は正常ですが、④は問題です。④でもパートナーを替えれば①〜③なら、医学的な問題ではなく社会的な問題なので、2人でよく話し合いをしましょう。

Q4

挿入がうまくいきません。改善できますか？

これまでパートナーとセックスがしっくりこないと感じたことはなかったのですが、今のパートナーとはお互い最後までいくことができません。

A パートナーにＥＤ（勃起不全）の可能性があります。

ペニスの硬度が低下すると挿入が難しくなったり、女性側に性交痛が起こったりします。硬いペニスのほうが性交痛は起こりにくいのです。最近のＥＤの治療薬は、抗酸化作用があり血管の老化を防ぐといわれ、継続的に使用している40代以上の男性が増えています。セックスを楽しむために気軽にＥＤ治療薬を飲む時代というわけです。

また、男性は加齢や、若くてもセックス経験が多いと射精障害になることがあります。このような男性は、セックスの目的はもはや射精ではありません。女性がトランス状態（恍惚状態）になっているのを観察し、自分もトランス状態に入ることを楽しむのです。パートナーが射精できなくても申し訳なく思うことはなく、自分がトランス状態に入れるかどうかが大切です。それは男性にとっても喜ばしいことです。

Q5 セックスしたいのに、できないのには何かわけがありますか？

閉経しています。セックスは嫌いではないのに、セックスする気になれません。一方で、このままセックスしないで人生が終わるのはいやだなと思っています。

A 男性ホルモンの補充をおすすめします。

男性ホルモンはバイタルエナジー、生きる意欲を維持するとともに、性的意欲を維持してくれます。更年期うつなどの症状のある人や、若返りサプリメントを試みてもセックスする意欲がでない人などは、男性の4分の1～10分の1の量の男性ホルモンの補充をします。注射やクリームなど皮膚から吸収させます。

また女性ホルモン剤は、飲むと肝臓の性ホルモン結合たんぱくが増えます。このたんぱくが、女性ホルモンや男性ホルモンをおおってしまい、活動を妨げてしまいます。女性ホルモンが含まれているピルを飲んでいる人は、この理由から性欲が減退する人がいます。この場合は女性ホルモン剤を貼り薬や塗り薬に変更するとよいでしょう。

女性が輝くために男性ホルモンも大切な仕事をしているのです。

Q6 腟の正しい洗い方を教えてください。

実際どのように洗えばいいのかわかりません。また、石けんはどのようなものを使えばいいのでしょうか?

A 洗浄剤はボディー用を使用します。

人体の皮膚でもっとも丈夫なのは顔で、次に丈夫なのが外陰部。もっともデリケートなのは手足やボディーなどの全身の皮膚です。多くの人が身体より顔のほうがデリケートだと思っていますが、逆です。ですから洗浄剤も、フェイス用よりボディー用のほうが低刺激につくられているので、腟まわりはボディー用を使用します。

泡立てた洗浄剤で全体をやさしく洗います。腟口は指の第2関節までサッと洗う程度でOK。腟の内部は洗わないのが正解です。腟内部にはデーデルライン桿菌《かんきん》という常在菌がたくさんすみついています。乳酸菌の仲間で腟の健康の要。高い自浄作用をもっています。腟内のあらゆる汚れは、この菌のおかげでひとりでに外に出ます。

生理中やおりものが多いときでも、洗う必要はありません。

Q7 膣の保湿について具体的に教えてください。

膣まわりに保湿が必要とありましたが、何を使ってどのようにすればいいですか？

A **入浴後にボディー用ローションやミルクを塗ってあげます。**

通常のボディーケア用品では十分にうるおわないと感じたら、専用の保湿剤を使うといいでしょう。アンチエイジング用に、抗酸化成分やヒアルロン酸などの保湿成分の含まれたものがあります。

女性ホルモン様物質を含む製品もあって、より高い効果が得られます。「大豆イソフラボン」や組織の再生を促す「プラセンタ」が含まれた製品などがあります。女性外来やアンチエイジングに力を入れている婦人科などで購入できます。エストロゲンの一種である「エストラジオール」を含む保湿剤は、皮膚のハリを支えたりコラーゲン組織を増やしたりする効果があります。

これらはいずれも皮膚でできている外陰部のためのものなので、膣内は人さし指の第2関節くらいまで塗れば十分です。

Q8 排泄後の正しい拭き方を教えてください。

よくないだろうなと思いながら、ついゴシゴシ拭いてしまっています。

A 汚れた部分のまわりだけ、ていねいに拭き取ります。

確かに膣口は尿道口や肛門と近いので、排泄物で汚れやすい部分です。しっかり拭き取ることが大切なのはもちろんですが、前後にゴシゴシ拭くのはいけません。それでは排泄物を膣まわりになすりつけているようなものです。

また温水洗浄便座のビデで膣や尿道を洗い過ぎると、常在菌や粘液まで洗い流されて本来の免疫力が低下してしまいます。また、乾燥しやすくなります。

温水洗浄便座の洗浄機能の使用は排便のときだけにします。水圧は必ず弱めにして、肛門まわりだけ洗います。肛門まわりの水分をペーパーを押し当てて拭きます。排尿後は洗浄機能を使用せず、尿道口まわりだけをペーパーでやさしく押し当てるように拭きます。

Q9 下着の選び方について教えてください。

腟の健康のためには、どんな下着がいいですか？

A おすすめNo．1はシルク素材です。

ナイロン、ポリエステルなどの化学繊維素材は、通気性が悪くムレやすいので、日常使いにはおすすめしません。これらでできたおしゃれなランジェリーは特別な日に。ふだんはコットンやシルクなどの天然素材１００％のものをおすすめします。

特にシルクは吸湿性、通気性、放湿性にすぐれ、汗をかいてもサラサラ。それでいて保温性もあり冷えから保護してくれます。なんといってもなめらかなつけ心地が最大の魅力。コットンなら漂白されていないものを。肌へのストレスが低めです。オーガニックコットン素材ならさらにいいと思います。

ところで、下着が肌に食いこんで肉がはみだしていませんか？　お尻や下腹部がしっかりおおえていますか？　ぶかぶかしていませんか？　サイズが合っていない下着をはき続けているとお尻の形が悪くなるので、サイズの合った下着を身につけましょう。

Q10 マスターベーションを楽しむことができません。

膣の健康のためにも、マスターベーションをしたほうがいいのはわかりますが、どうも抵抗があります。

A 性欲は食欲、睡眠欲と並ぶ人間の三大欲求のひとつ。解放してあげましょう。

自らの性欲にとまどう人もいるかもしれませんが、性欲を感じたらためらわず解放してあげましょう。自分で自分の性器に触れ、オーガズムに達するマスターベーションは、今やセルフプレジャーと呼ばれ、素敵な行為として受け止められています。

マスターベーションでオーガズムを得ると幸せホルモンといわれるオキシトシンが分泌されます。その名の通り、幸せなやさしい気持ちになれます。代謝が上がって健康と美容にも効果があります。また「ちつトレ」と同様の効果も。血行がよくなり、粘液の分泌が促進され、うるおいと弾力を保つのに役立ちます。

自分の身体を自分でコントロールするのは当然のこと。やましさや恥ずかしさを感じることはまったくありません。オーガズムをたくさん感じる素敵な女性でいましょう。

参考文献

『カラダがときめく　ちつトレ！』関口由紀著（アスコム）
『ちつのトリセツ　劣化はとまる』たつのゆりこ指導・監修　原田純著（径書房）
『女性外来の骨盤底筋トレーニング』関口由紀監修（宝島社）
『女性ホルモンの力でキレイをつくる本』関口由紀監修（朝日新聞出版）
『尿もれ、下腹ぽっこり解消！骨盤底筋の使い方』前田慶明著　関口由紀監修（池田書店）
『快体新書　心もからだも潤す方法』ユウコ著　関口由紀監修（平原社）
『尿トラブルが自分でこっそり治せる！米国の専門医式最新エクササイズピフィラティス』
武田淳也著（わかさ出版）

装幀デザイン　小口翔平＋加瀬梓（ｔｏｂｕｆｕｎｅ）
本文イラスト　小関恵子
編集協力　　　大前真由美
本文デザイン　朝日メディアインターナショナル株式会社

〈著者紹介〉
関口由紀（せきぐち・ゆき）

医学博士。女性医療クリニック・LUNAグループ理事長。横浜市立大学医学部客員教授。
山形大学医学部卒業。横浜市立大学大学院医学研究科泌尿器病態学修了。横浜市立大学医学部泌尿器科、横浜市立市民総合医療センターなどに勤務したのち、2005年、横浜元町女性医療クリニック・LUNAを開設。2007年、医療法人LEADING GIRLSに改組。LUNAグループ理事長として、複数のクリニックの女性院長とともに、世界水準を目指す新しい日本の女性医療の拠点づくりを行なっている。著書に『自分で治す！頻尿・尿もれ』（洋泉社）、監修書に『尿もれ、下腹ぽっこり解消！骨盤底筋の使い方』（池田書店）、『温かくてしなやかな「ちつと骨盤」が体と心を幸せにする。』（日本文芸社）など多数。YouTube「るなクリニックch」公開中。

【診療等のお問い合わせ先】
医療法人LEADING GIRLS　女性医療クリニック・LUNAグループ
〒231-0861　神奈川県横浜市中区元町1-32-3
初診予約専用コールセンター ☎045-662-0618（横浜）
☎06-6251-7500（大阪）
ホームページ　http://www.luna-clinic.jp/

女性泌尿器科専門医が教える
女性の劣化をくいとめる ちつのケア

2020年8月11日　第1版第1刷発行
2024年9月5日　第1版第11刷発行

著　者　関口由紀
発行者　村上雅基
発行所　株式会社PHP研究所
京都本部　〒601-8411　京都市南区西九条北ノ内町11
〔内容のお問い合わせは〕暮らしデザイン出版部 ☎075-681-8732
〔購入のお問い合わせは〕普　及　グ　ル　ー　プ ☎075-681-8818
印刷所　TOPPANクロレ株式会社

ISBN978-4-569-84648-4